健康ライブラリー　イラスト版

「腰ほぐし」で
腰の痛みがとれる

黒澤 尚
順天堂大学医学部附属
順天堂東京江東高齢者医療センター特任教授

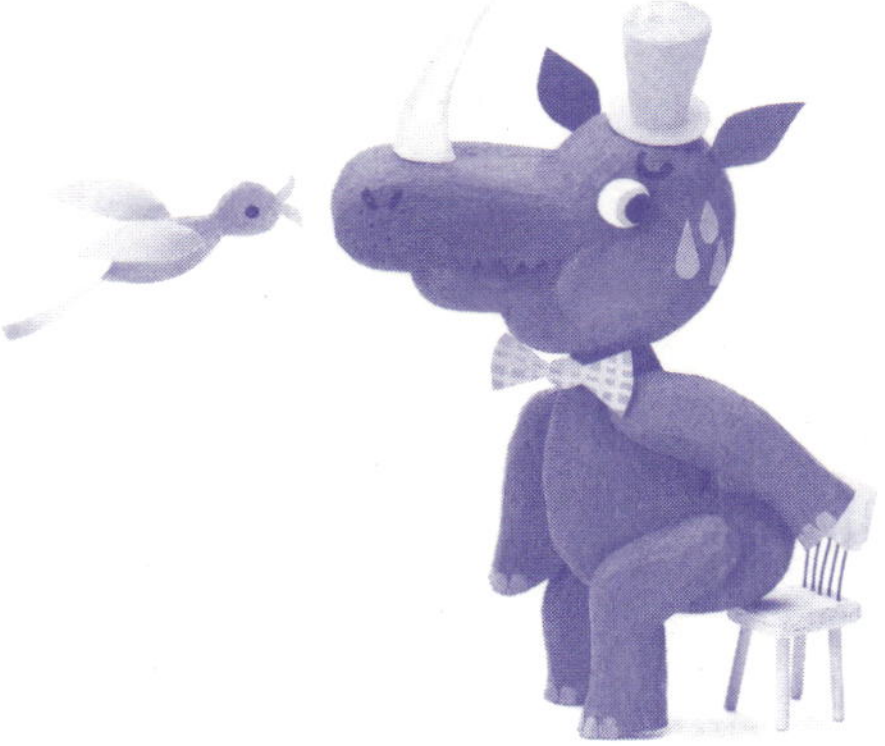

講談社

まえがき

腰痛はもっとも多い体の愁訴のひとつです。成人であれば、今までに一度は腰痛を経験したことがある人が大部分でしょう。特に中高年ともなれば、体力、筋力の衰えもあって、その頻度はいっそう高くなります。

従来、腰痛があって病院やクリニックを受診すれば、腰を触ったり押したりして診察をしたのち、「いちおうX線を撮りましょう」ということになります。しかし、多くの場合、特に四〇歳以前では、X線では異常が見つからないことが多いのです。そうなると、「背骨を支える背筋や腹筋が弱くなったのですね」というような説明をされることが多いでしょう。

あるいは、四〇歳以上になると、加齢性の椎間板のつぶれや、骨の端に棘《とげ》のようなものが伸びる骨棘《こつきょく》といったものが見られることが多くなり、「腰椎椎間板変性症」や「変形性脊椎《せきつい》症《しょう》」といった病名がつけられます。

そして、痛み止め（抗炎症鎮痛薬）を出され、場合によっては「リハビリ」と称して、腰を温めたりマッサージをするのに通うよう、すすめられるでしょう。

このようによくおこなわれる方法は、根本的な治療法ではなく、その場しのぎの方法ですから、また数ヵ月後、あるいは数年後に腰痛が起こることが普通です。

近年、慢性腰痛の原因と考え方、そして治し方は大きく進歩しました。

本書の目的は、それら最近の医学の進歩に従った、慢性腰痛の考え方、そして治し方、特に、自分で、自宅で正しくおこなえば、病院に通わなくても、どんどんよくなっていく有効な方法をお教えすることです。

どうか、読者のみなさんは、本書のやり方を実践され、腰痛から解放されて、楽しく前向きな人生を送っていただきたいと思います。

順天堂東京江東高齢者医療センター特任教授
黒澤　尚

「腰ほぐし」で腰の痛みがとれる

もくじ

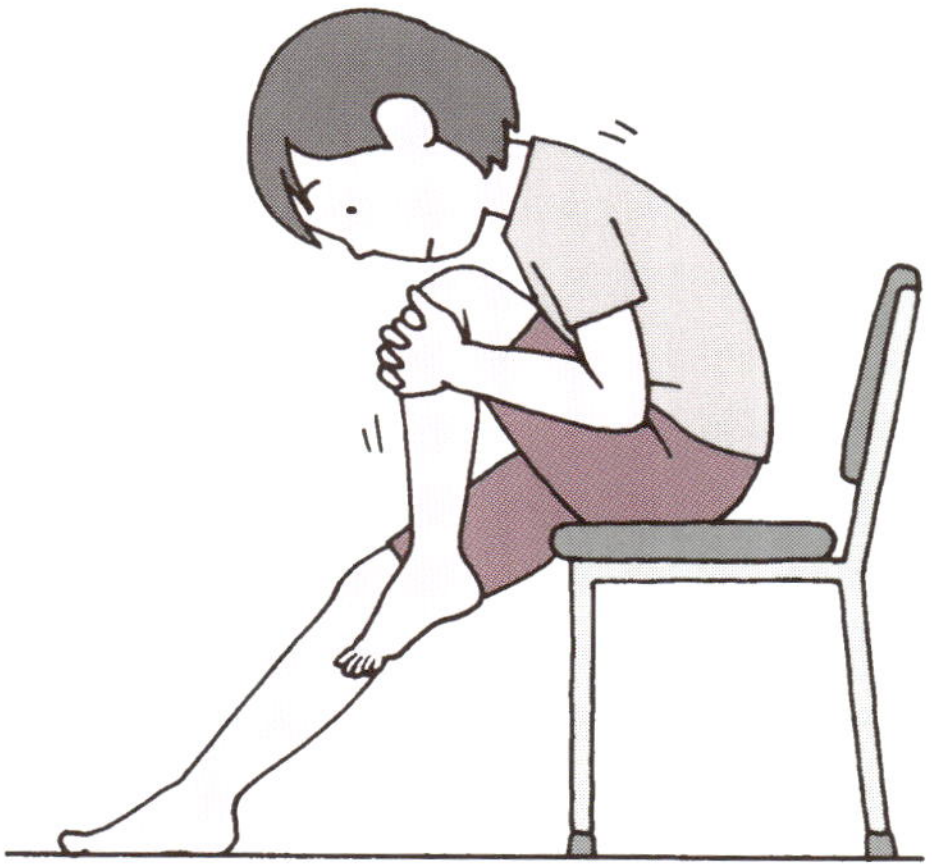

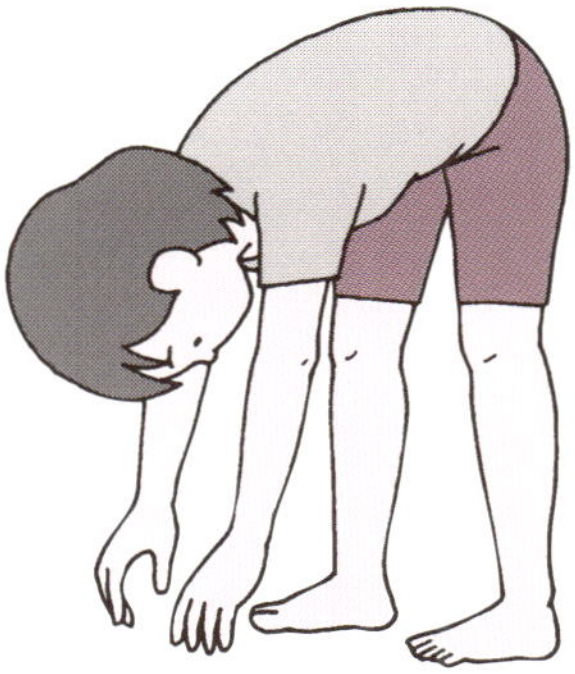

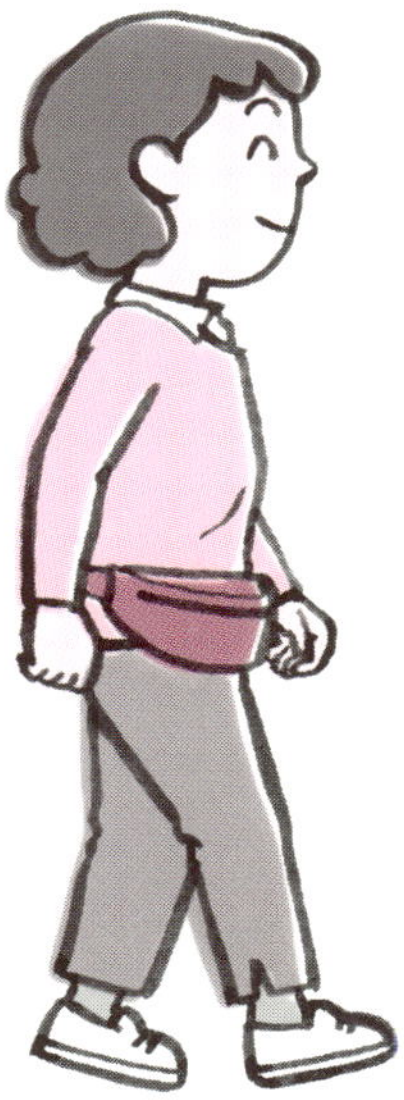

知っておこう——腰痛にかかわる背骨や筋肉

腰痛に悩んでいますか?

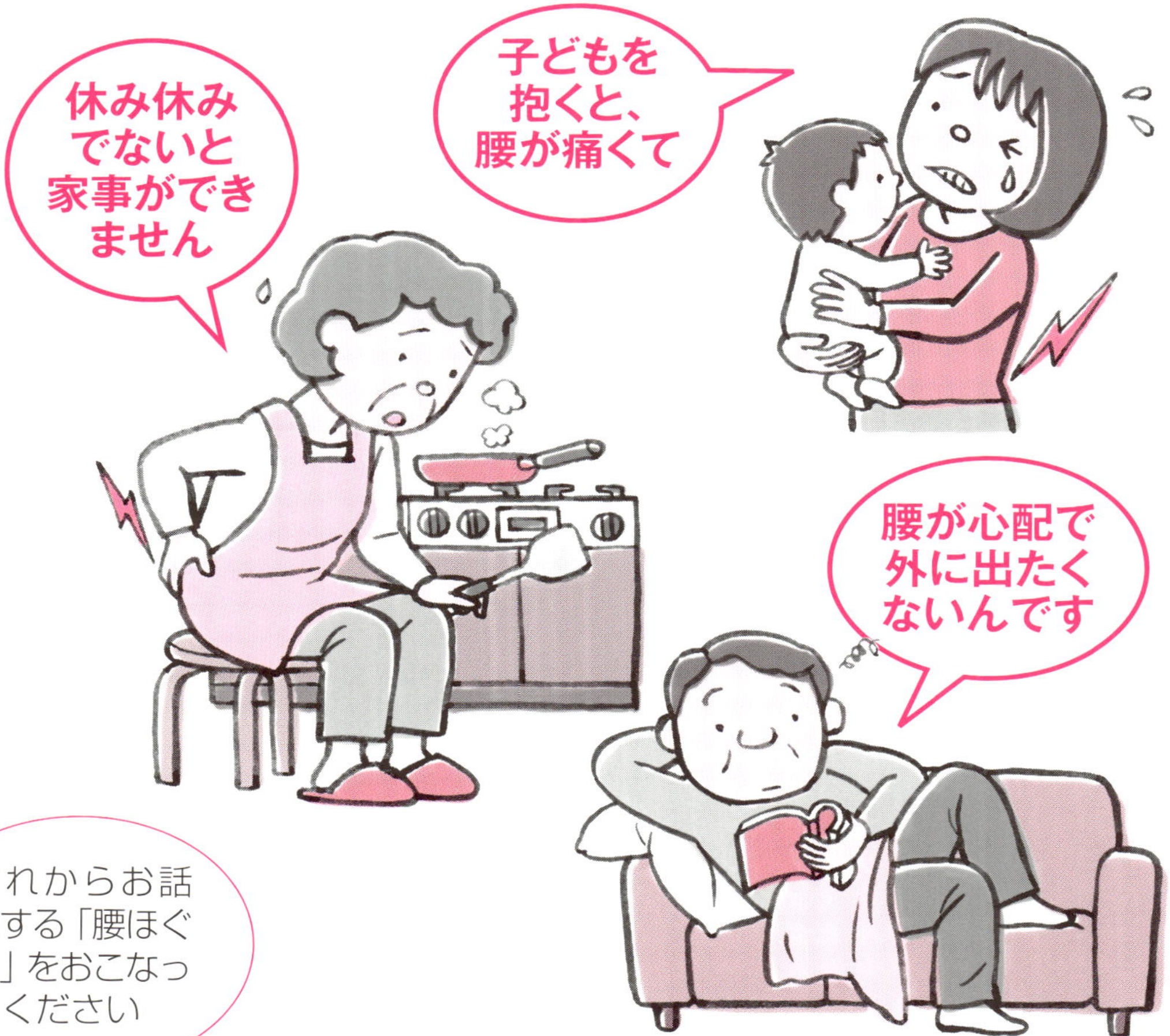

休み休みでないと家事ができません
子どもを抱くと、腰が痛くて
腰が心配で外に出たくないんです

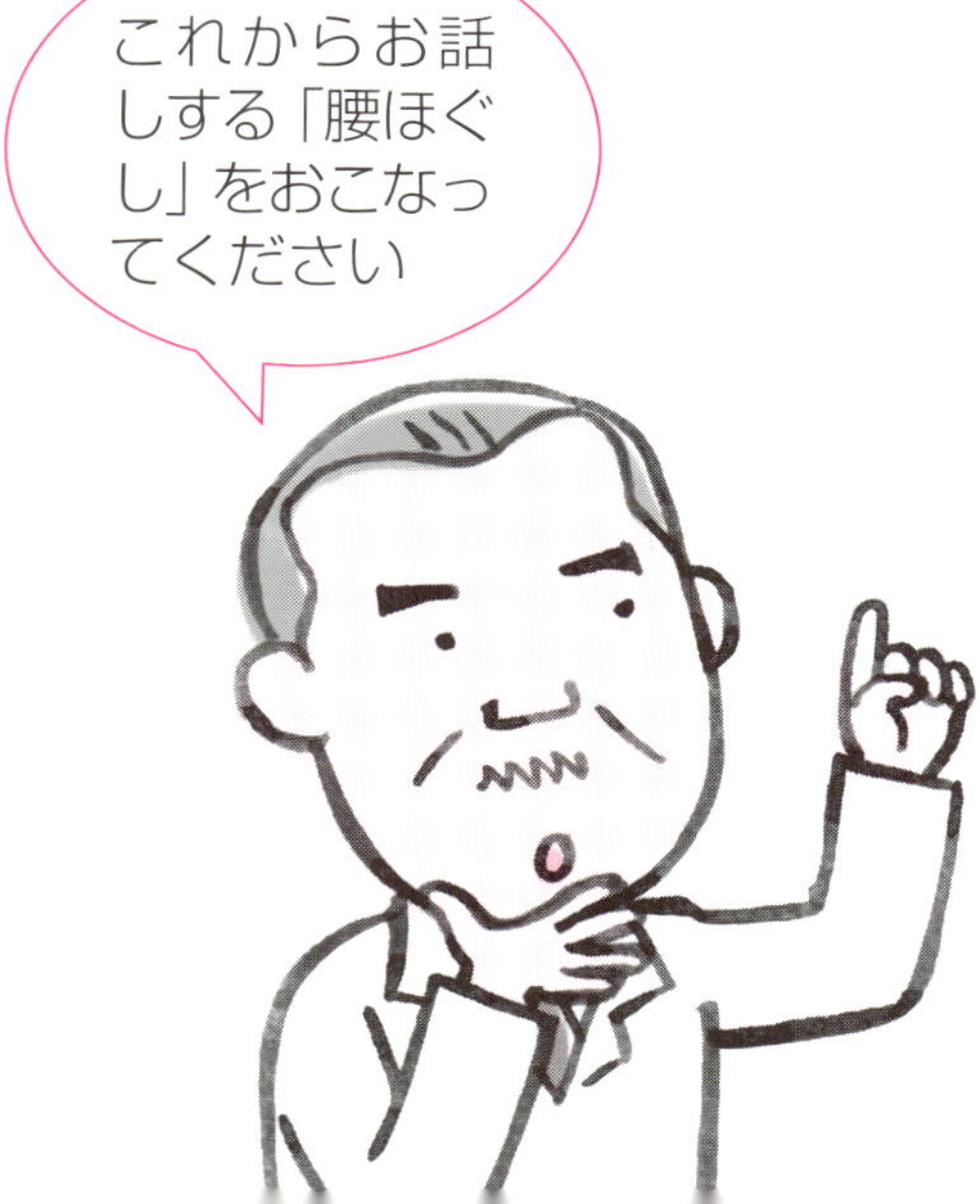

これからお話しする「腰ほぐし」をおこなってください

腰痛を治すには、ひんぱんに病院に通ったり、薬を飲みつづけたり、注射をしたりする必要はありません。必要なことは正しい腰痛の知識をもつことと、体を動かすこと、使うことに恐怖心をもたないことです。本書を読み進めるうえで、まず腰の骨や筋肉の、役割や名称を知っておきましょう。

背骨のつくり

腰の背骨は「腰椎《ようつい》」といいます。腰椎は5個あります。腰椎の第1の役割は、力学的に腰部を支えることです。第2の役割は、筋肉を動かし、感覚を伝える神経の束（脊《せき》髄《ずい》）を収める容器になっていることです。

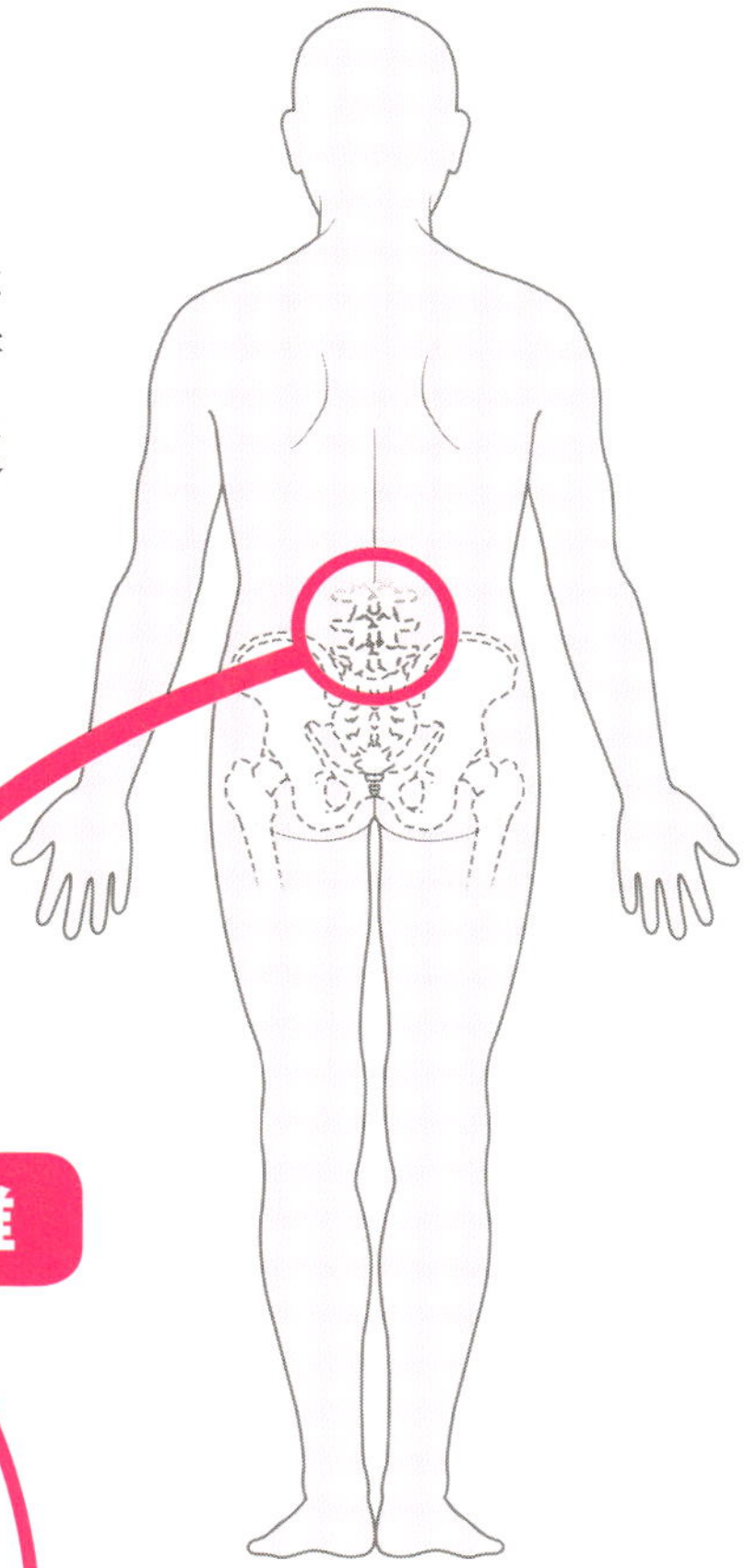

脊柱管《せきちゅうかん》

椎体の後方には穴が開いています。これが脊柱管です。その管の中を脳から腰まで脊髄が通っています。

椎体《ついたい》

腰椎の前方部分は円柱形をしており、椎体といいます。

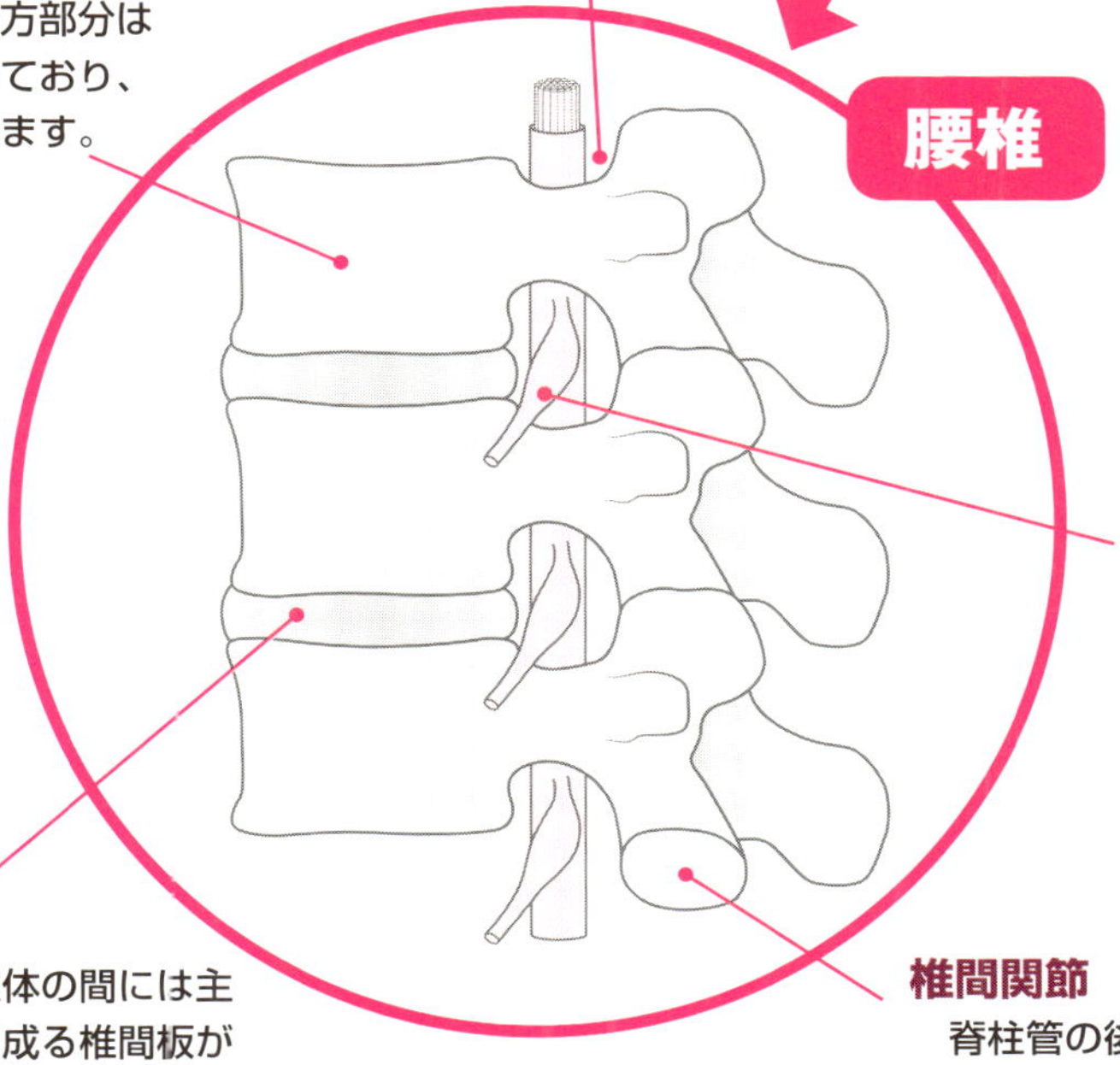

神経根

脊髄は個々の椎骨から左右に神経の枝（神経根）を出します。この神経の枝は下半身のつま先までいき、下半身の筋肉を動かしたり、感覚を伝える役割を果たします。

椎間板

椎体と椎体の間には主に軟骨から成る椎間板があります。椎間板は椎体のクッション役です。

椎間関節

脊柱管の後方へつながる部分には、上下の椎骨と連結する関節（椎間関節）があります。

体の後面の筋肉

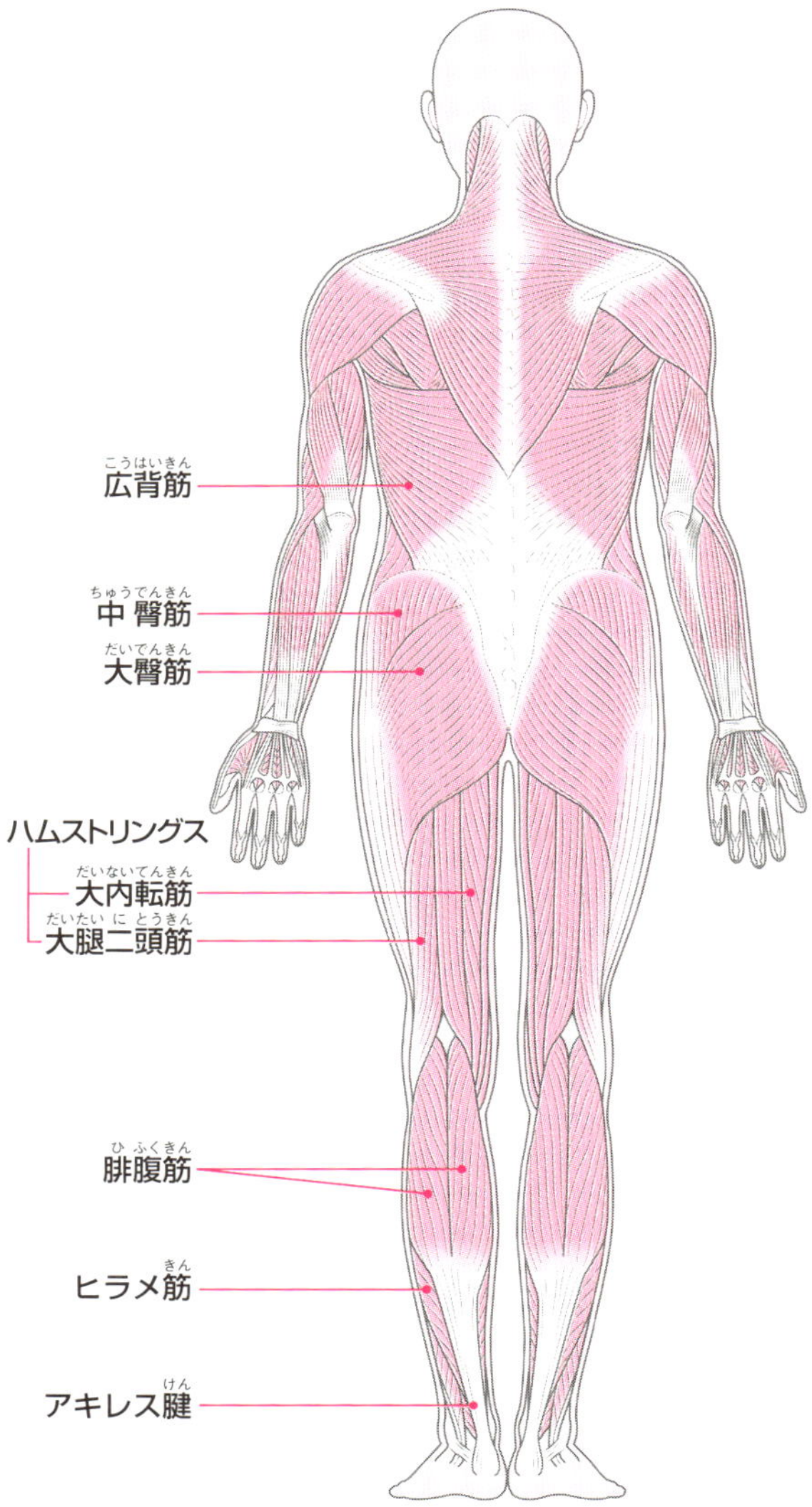

体の前面の筋肉

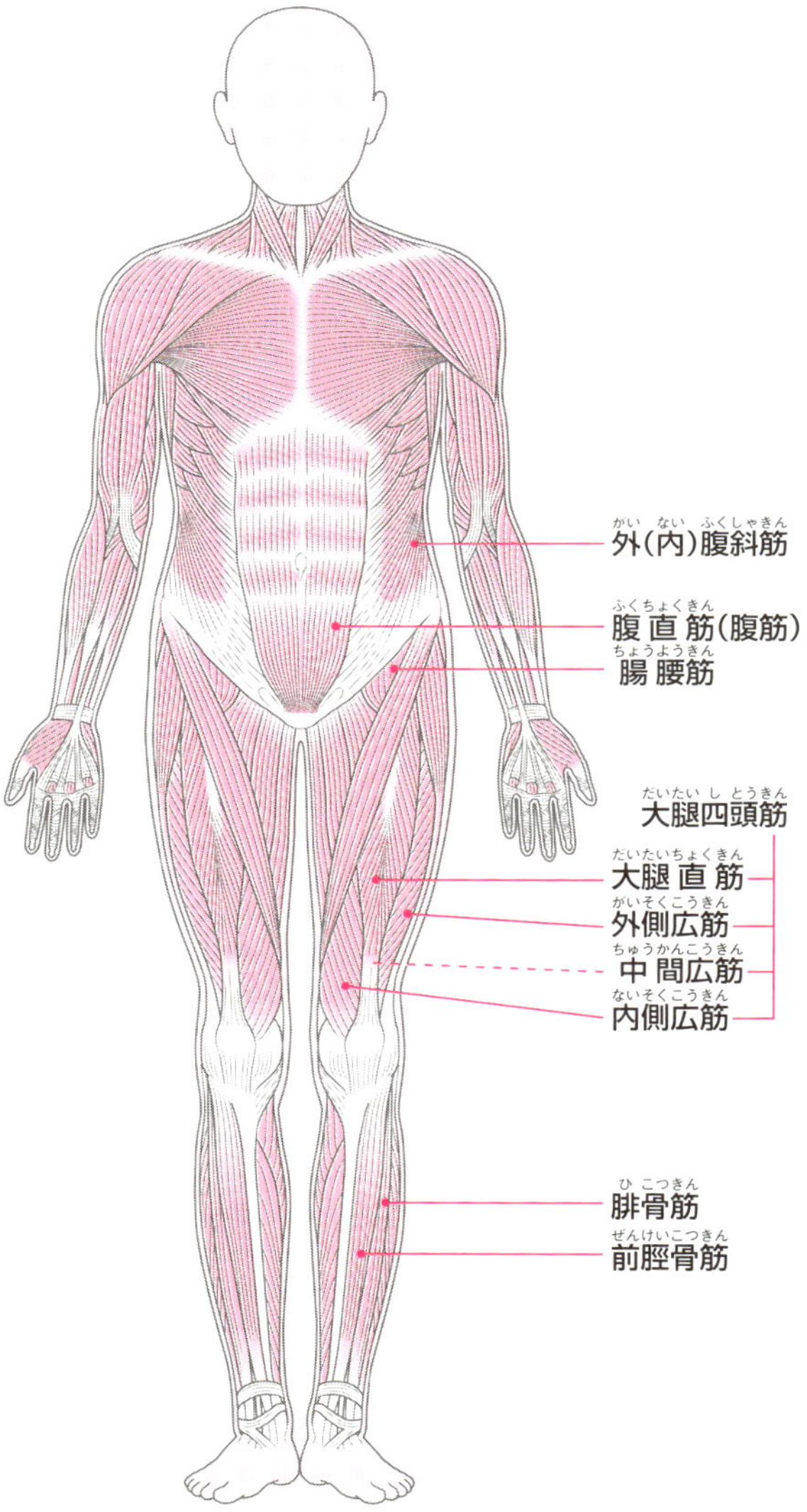

腰の曲げ伸ばしには、背中から下半身の筋肉がかかわっています。特に、太ももの後ろ側のハムストリングスと、大臀筋や中臀筋といったおしりの筋肉の役割は大きいものです。また、腰を支えるには、下半身の筋肉だけでなく、腹筋や背筋も必要です。

1

「ゆっくり体操」で「腰ほぐし」

腰痛は、ひんぱんに病院やリハビリに通ったり、
薬を飲んだりしなくても、
簡単な体操で、自分で、自宅で、
治すことができます。
それが「腰ほぐし」です。
まず「ゆっくり体操」から始めましょう。

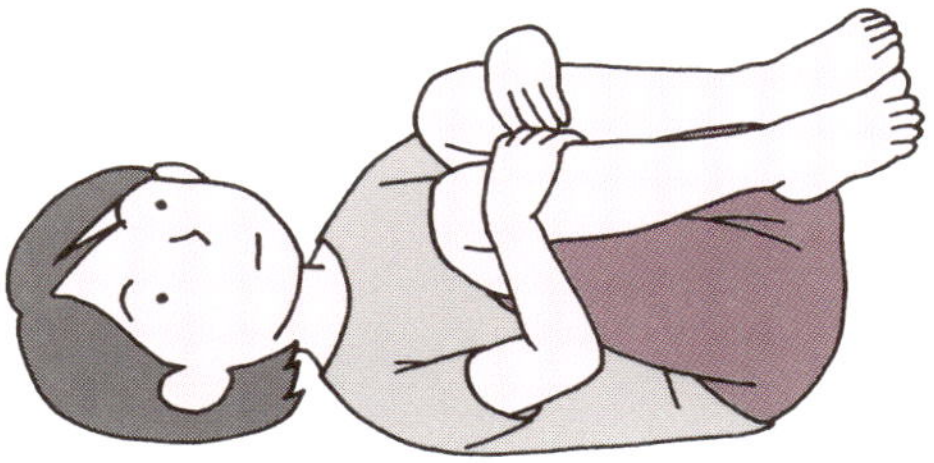

「腰ほぐし」とは

「ゆっくり体操」から始めて心身をほぐす

「腰ほぐし」とは、背骨、筋肉、そして心をほぐして、腰痛を治す方法です。「ゆっくり体操」「ストレッチ」「筋肉を鍛える体操」そして、「認知行動療法的な方法」からなります。

二つのポーズでまず痛みをとる

「腰ほぐし」は、痛みを根本からとる方法です。

まず「ゆっくり体操」から始めます。「ゆっくり体操」は二つのポーズからなります。ゆっくりおこなうので痛みがあってもできるうえ、痛みを軽くします。この体操を始めてから一週間以内で効果が感じられはじめるでしょう。そして一ヵ月間続ければ、ほとんどの人で、すっかりよくなります。

しかし、そこで安心しないでください。腰痛がよくなっても、毎日一回は継続するようにしてください。また、「筋肉を鍛える体操」も始めましょう。そうすれば、再発がしっかり防げます。

「腰ほぐし」の進め方

「ゆっくり体操」は必ずおこないます。これだけで痛みがとれていきます。できれば、「ゆっくり体操」の前にストレッチをしてください。少しよくなったら、体操を増やします。こうした体操と同時に、認知行動療法的な方法をおこないます。

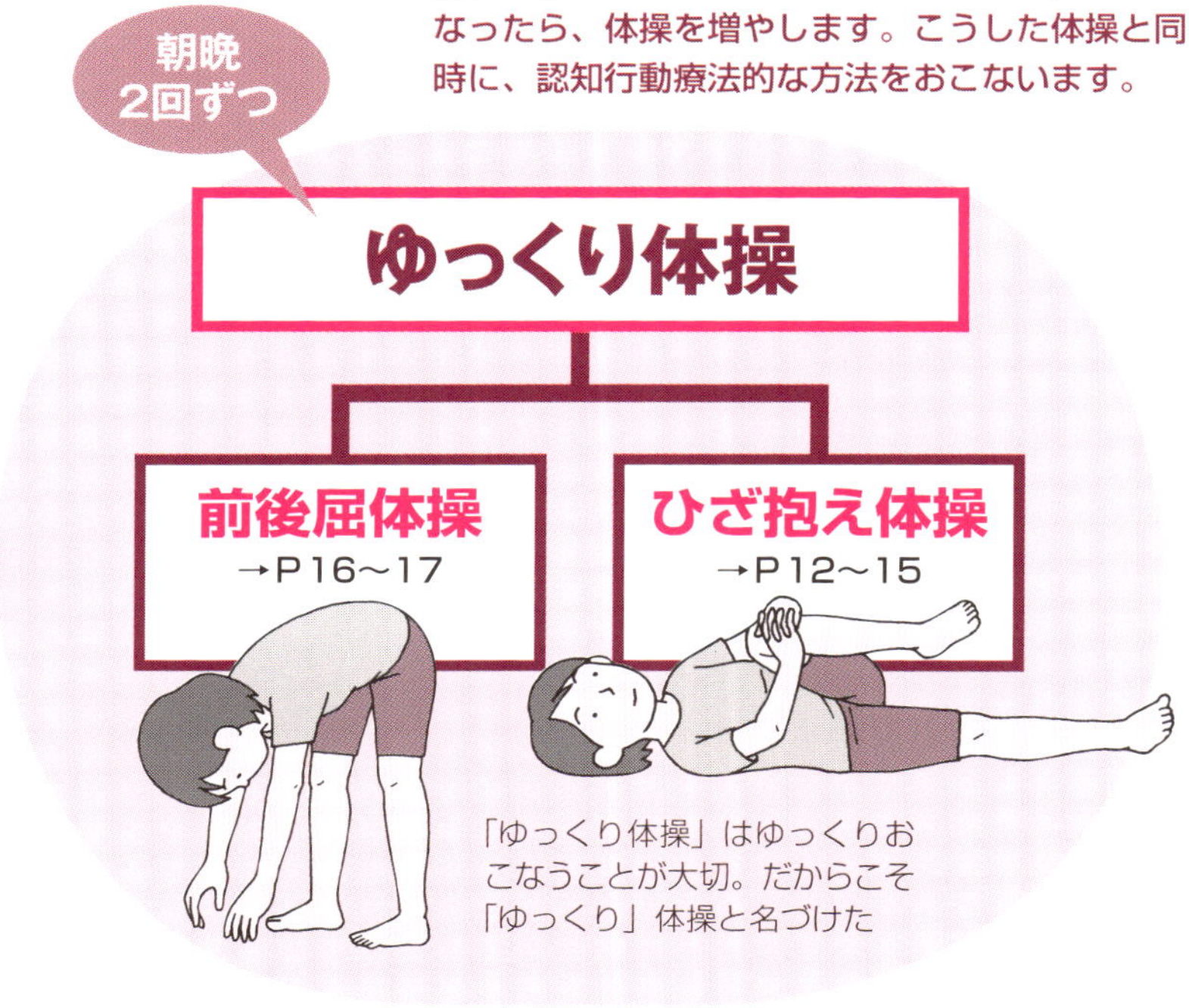

朝晩
2回ずつ
ゆっくり体操
前後屈体操
→P16〜17
ひざ抱え体操
→P12〜15

「ゆっくり体操」はゆっくりおこなうことが大切。だからこそ「ゆっくり」体操と名づけた

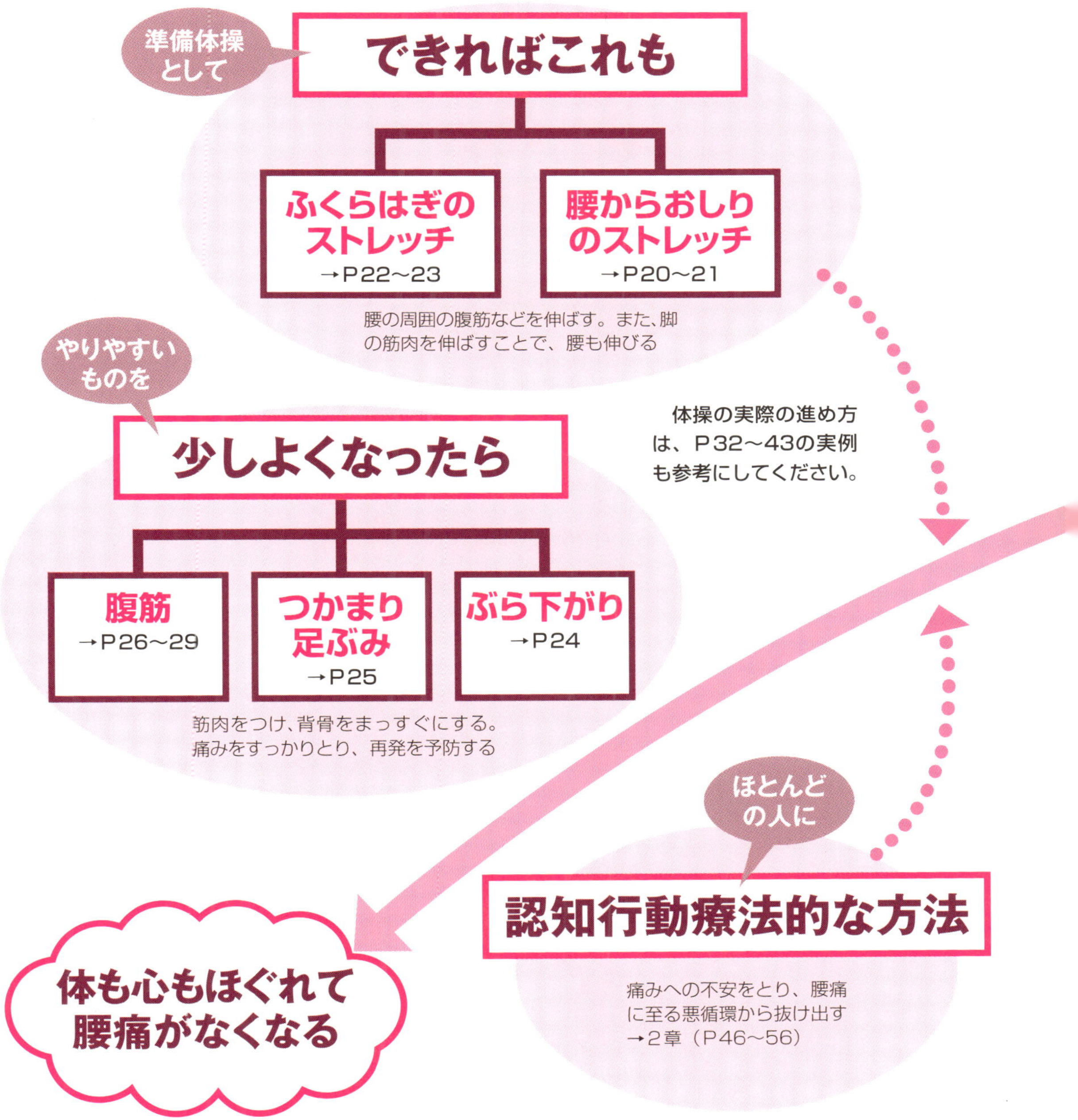
準備体操として
できればこれも
ふくらはぎのストレッチ
→P22～23
腰からおしりのストレッチ
→P20～21
腰の周囲の腹筋などを伸ばす。また、脚の筋肉を伸ばすことで、腰も伸びる
やりやすいものを
少しよくなったら
腹筋
→P26～29
つかまり足ぶみ
→P25
ぶら下がり
→P24
筋肉をつけ、背骨をまっすぐにする。痛みをすっかりとり、再発を予防する
体操の実際の進め方は、P32～43の実例も参考にしてください。
ほとんどの人に
認知行動療法的な方法
痛みへの不安をとり、腰痛に至る悪循環から抜け出す
→2章（P46～56）
体も心もほぐれて腰痛がなくなる

「ひざ抱え体操」をゆっくりと

「ゆっくり体操」は、「ひざ抱え体操」と「前後屈体操」の二つの体操からなります。両方ともおこなってください。朝晩二回ずつ、毎日おこなえば、一週間で効果が感じられるようになります。

やり方

ひざを胸に引き寄せ、両手で抱えます。大切なのは、ゆっくりおこなうことです。背中からおしりにかけて、伸びていることを感じながらおこないましょう。

1 あおむけに寝る

たたみやじゅうたんの上で、あおむけに寝ます。床が硬いときは、毛布や薄いふとんを敷いておこないます。

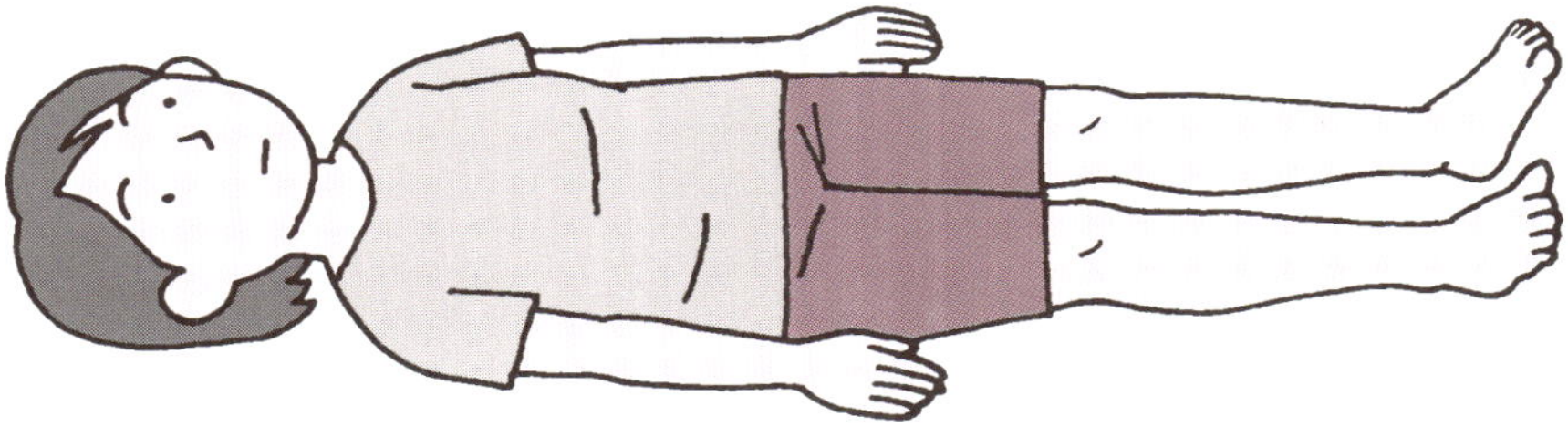

2 片ひざを抱える

片ひざ（図では左ひざ）を両手で抱えて引き寄せ、胸にできるだけ近づけ、「1、2、3、……14、15」と声を出して15秒間その姿勢を保持します。

次に反対側も同様におこないます。

15秒間保つ

↓

反対側も同様に

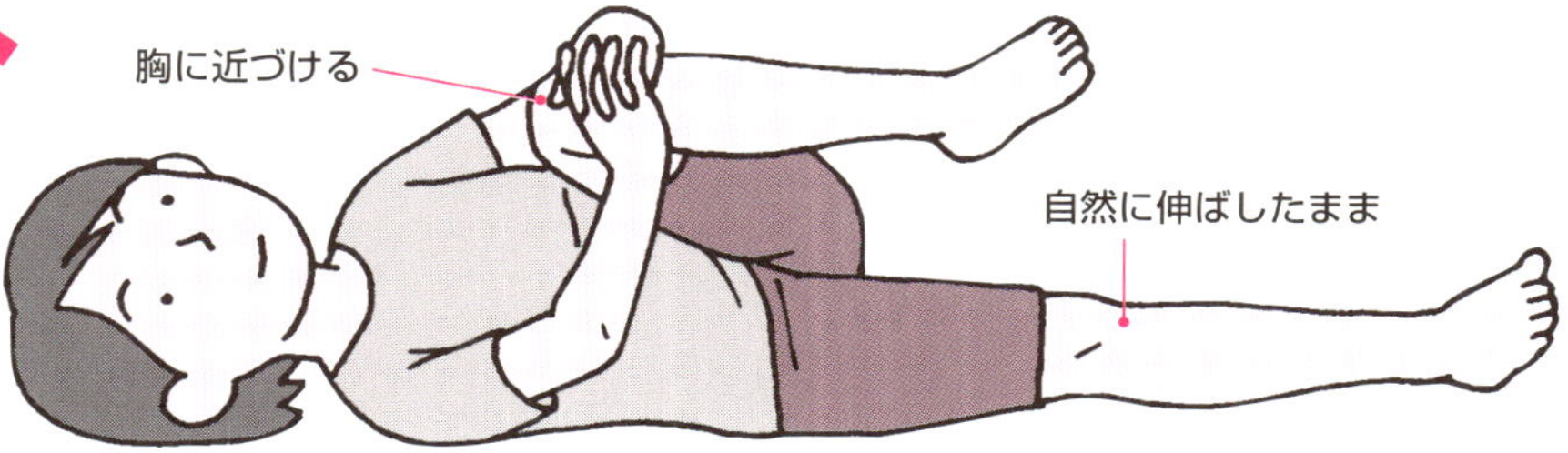

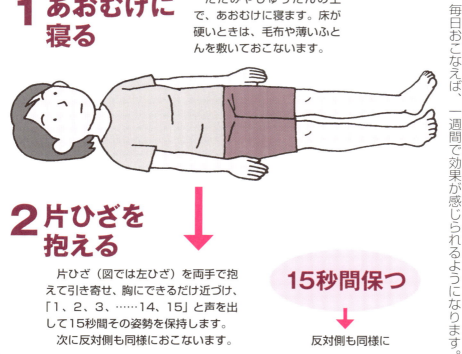

自宅でできる簡単な体操

「ひざ抱え体操」は、ひざを抱える体操です。ひざを胸に引きつけて、背中からおしりを伸ばします。まず片ひざから始めましょう。

「ゆっくり体操」は、ちゃんとやっても一〇分もかかりません。道具も不要で、自宅でできる簡単な体操です。

　この体操の目的は二つあります。

①固くなっている背筋《はいきん》と臀筋《でんきん》と背骨を柔軟にする。

②原因のひとつになっている腰椎の過剰な前彎《ぜんわん》を矯正する。

　腰椎は緩《ゆる》く前へ湾曲していますが（18ページ参照）、過剰に湾曲していることは腰痛の原因のひとつになります。

！注意

無理をしない

　深くひざを抱えると腰に痛みを感じる場合は、感じない範囲までででけっこうです。

3 両ひざを抱える

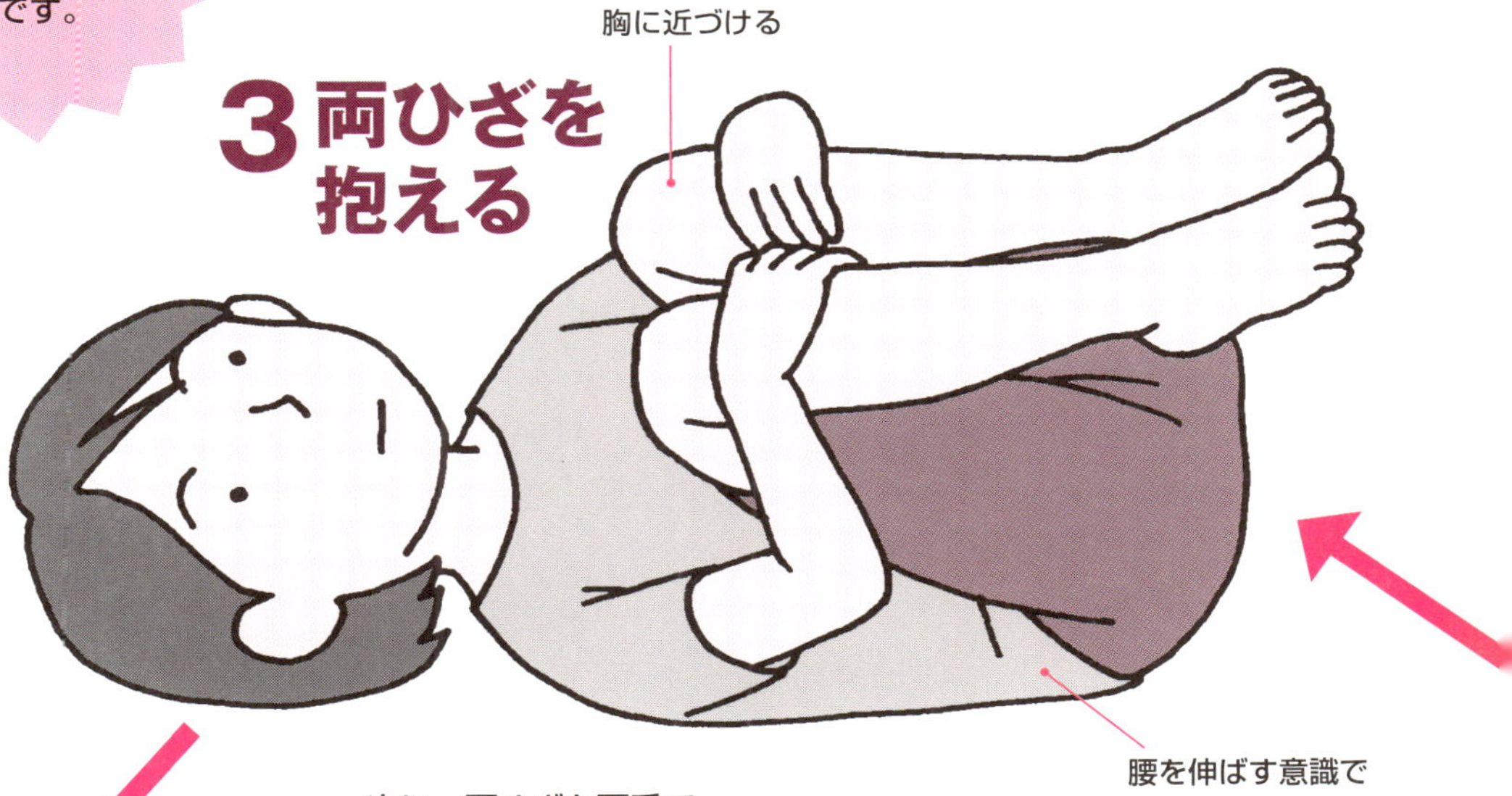

　次に、両ひざを両手で抱えて胸に近づけ、同様に15秒間保持します。

15秒間保つ

1～3を2回くり返す

いすでおこなう場合

「ひざ抱え体操」は、いすに腰かけてでもできる体操です。片ひざずつ、ゆっくり抱えていきましょう。

1 いすに浅く腰かける

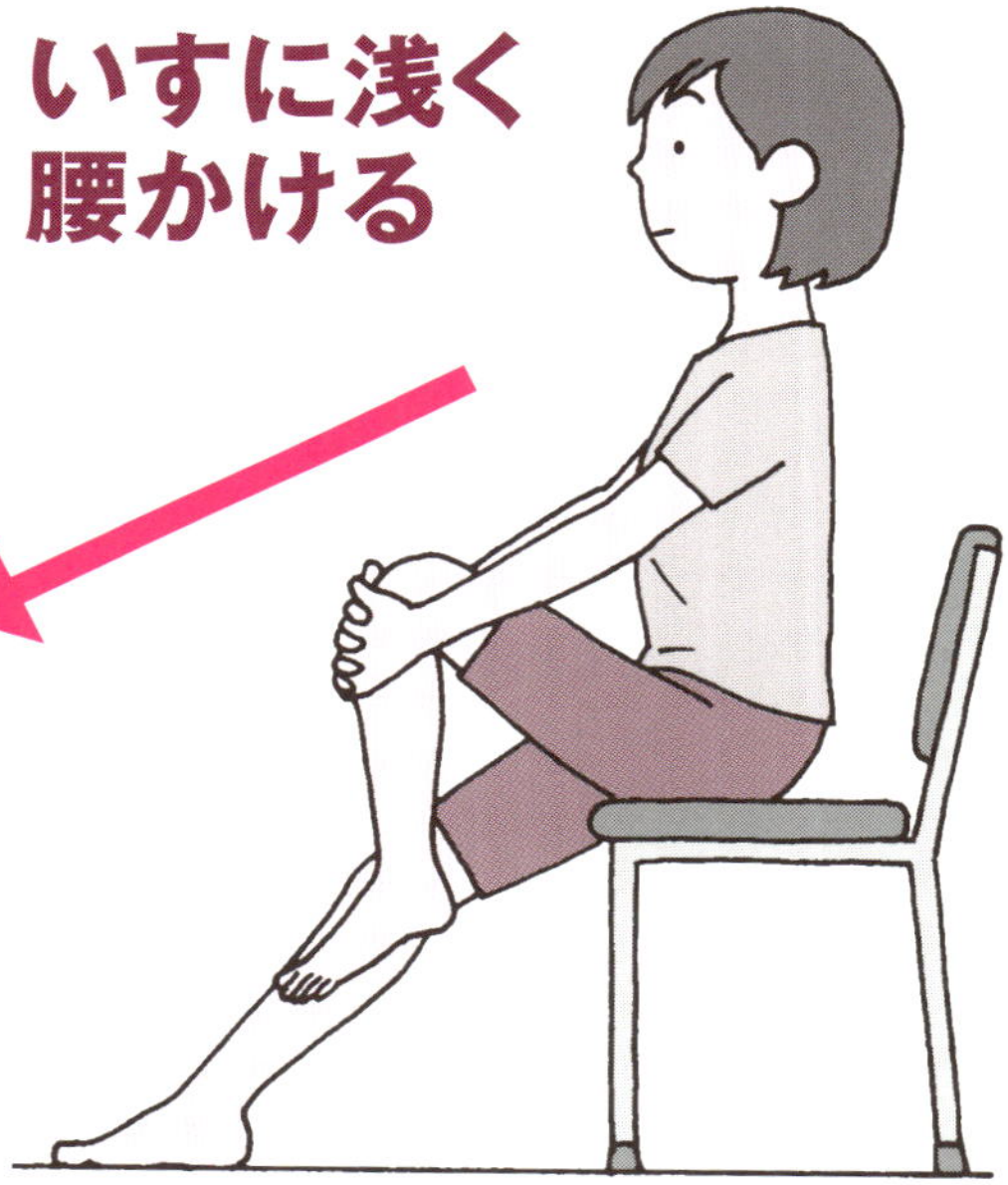

安定したいすに、浅く腰かけ、片ひざを持ち上げます。

2 片ひざを抱える

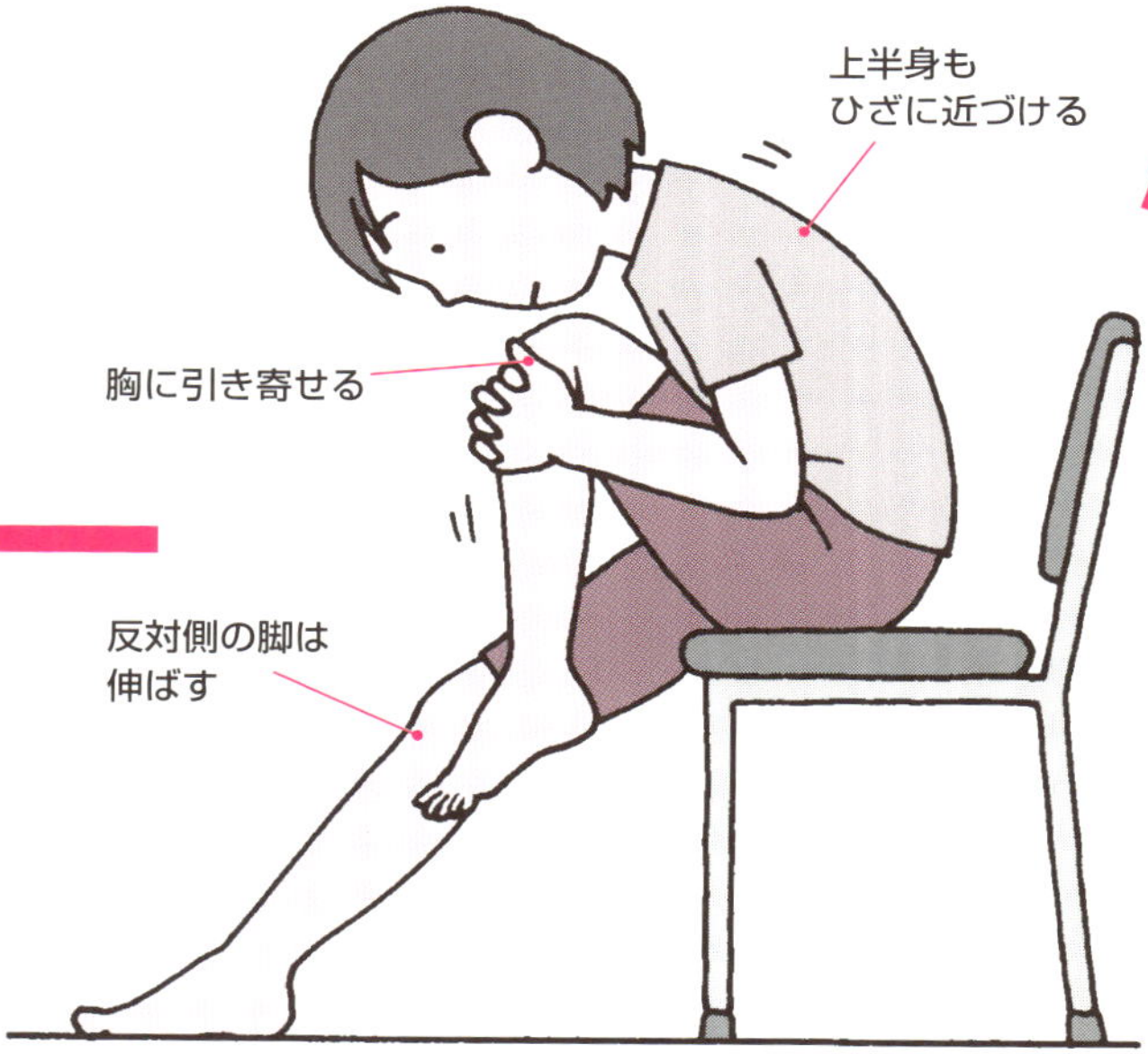

片ひざ（図では左ひざ）を両手で抱えて引き寄せ、胸にできるだけ近づけ、上半身も前かがみにして、そのひざに近づけます。そのまま「1、2、3、……14、15」と声を出して、15秒間その姿勢を保持します。

次に反対側も同様におこないます。

15秒間保つ

↓

反対側も同様に

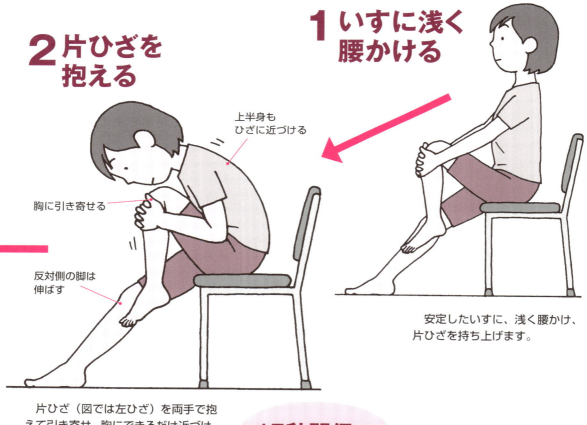

どんないすでおこなう?

安定したいすにしてください。丸いすや回転いすは、いすから落ちる危険性があるので、避けましょう。また、ソファは座面が柔らかくて体が沈んでしまうので、やはり避けたほうがよいでしょう。

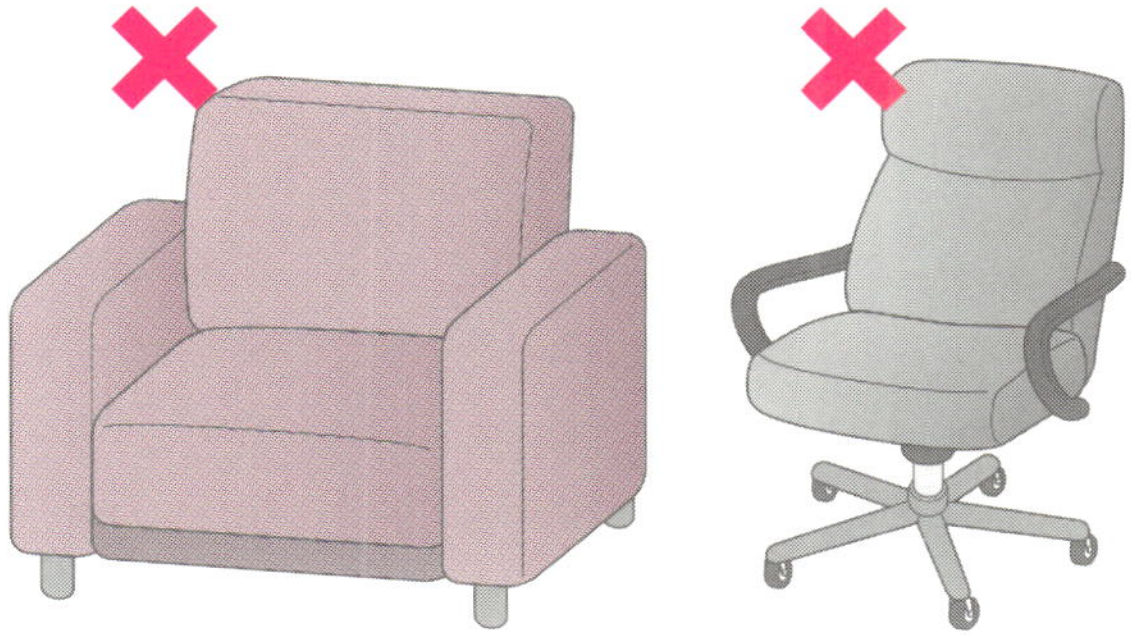

3 両ひざを抱える

いったん脚を下ろし、いすに深く座り直し、かかとをいすの端に置いて、両ひざを抱え、胸に近づけます。前かがみにして、上半身もひざに近づけます。そのまま15秒間数えて、その姿勢を保ちます。

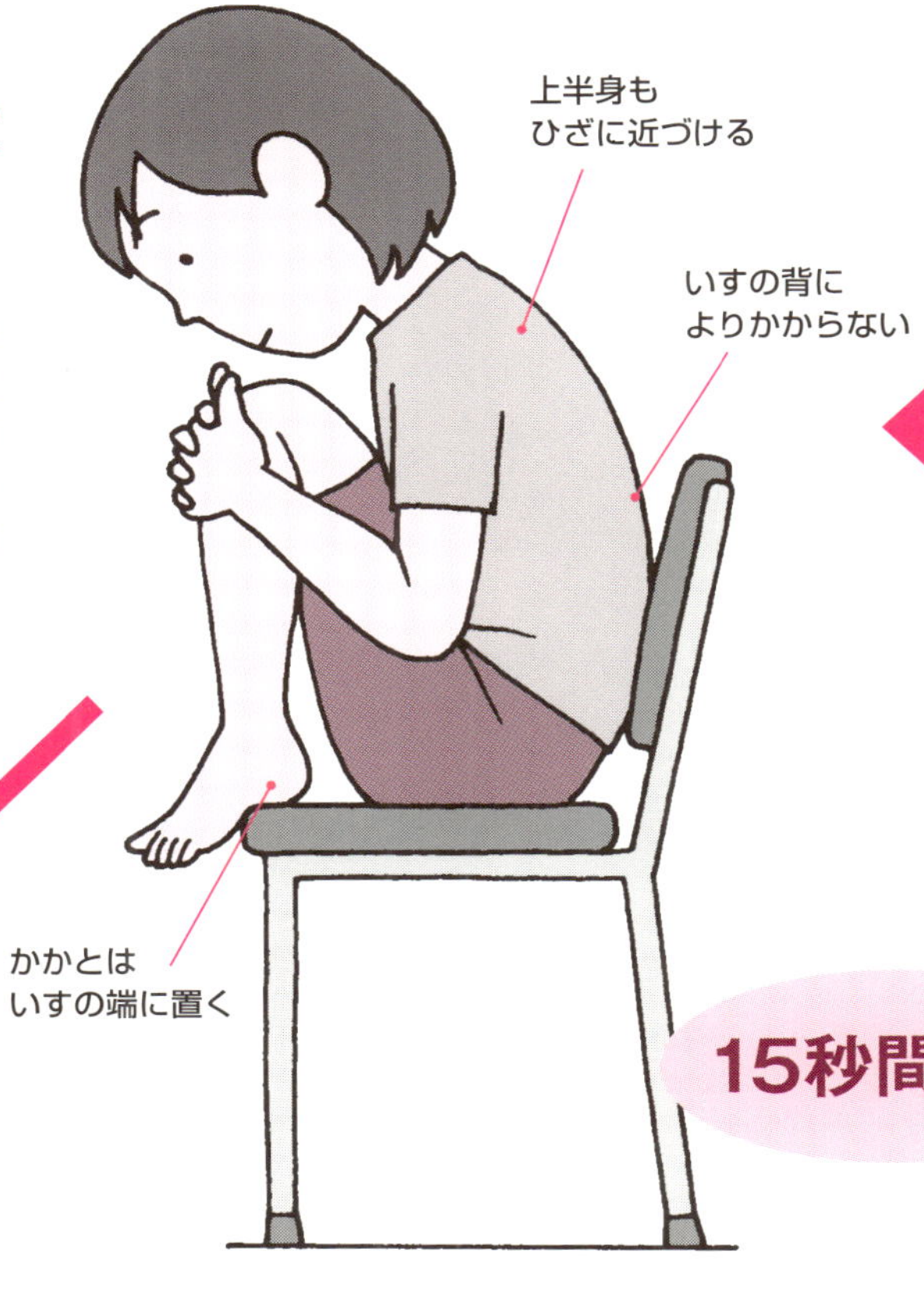
上半身も
ひざに近づける
いすの背に
よりかからない
かかとは
いすの端に置く

15秒間保つ

1~3を2回おこなう

「前後屈体操」を少しずつ

「ゆっくり体操」の二つめのポーズは、「前後屈体操」です。ラジオ体操の前屈と後屈の要領でおこないます。痛みの程度をみながら、ゆっくり、少しずつ曲げたり反らしたりしていきます。

やり方

体を前に曲げ、次に後ろへ反らします。おなかと背中が伸びているのを感じながら、おこなってください。はずみをつけると無理をしやすいので、少しずつ曲げたり反らしたりしましょう。

1 両足を開いて立つ

2 前屈する

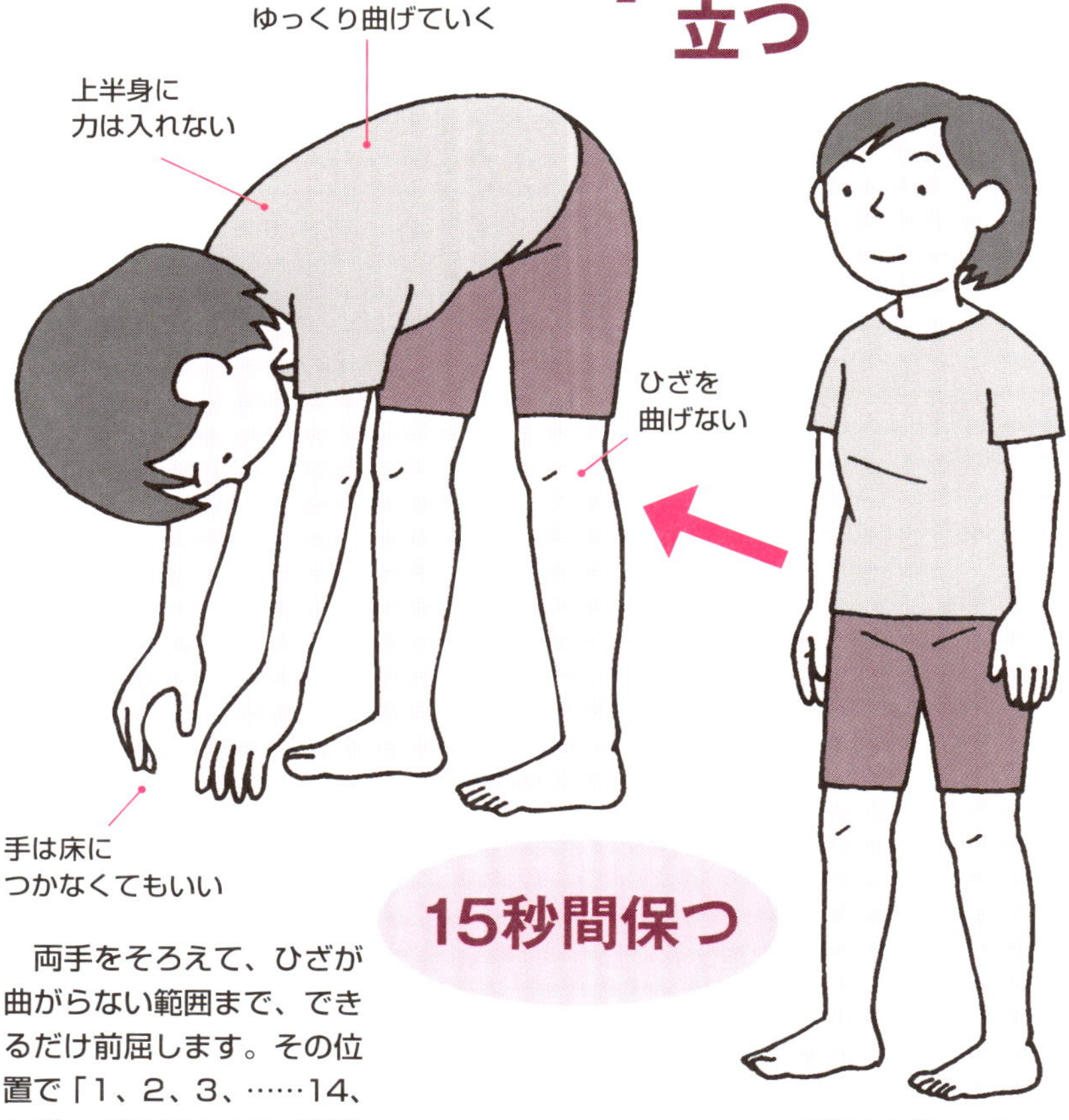
ゆっくり曲げていく
上半身に力は入れない
ひざを曲げない
手は床につかなくてもいい
15秒間保つ

両足を肩幅くらいに開いて立ちます。

両手をそろえて、ひざが曲がらない範囲まで、できるだけ前屈します。その位置で「1、2、3、……14、15」と声を出して15秒間その姿勢を保持します。

3 後屈する

2からゆっくり体を戻します。両手を腰に当てて、上半身を後ろに反らしていきます。同様に15秒間保持します。反らすのは、できる範囲でよいので、無理をしないでください。それで十分効果があります。

! 注意

頭は反らさない

頭をあまり反らすと、めまいを起こしてよろけてしまうことがあります。後ろを見ようとしないで、視線は斜め上くらいがよいでしょう。

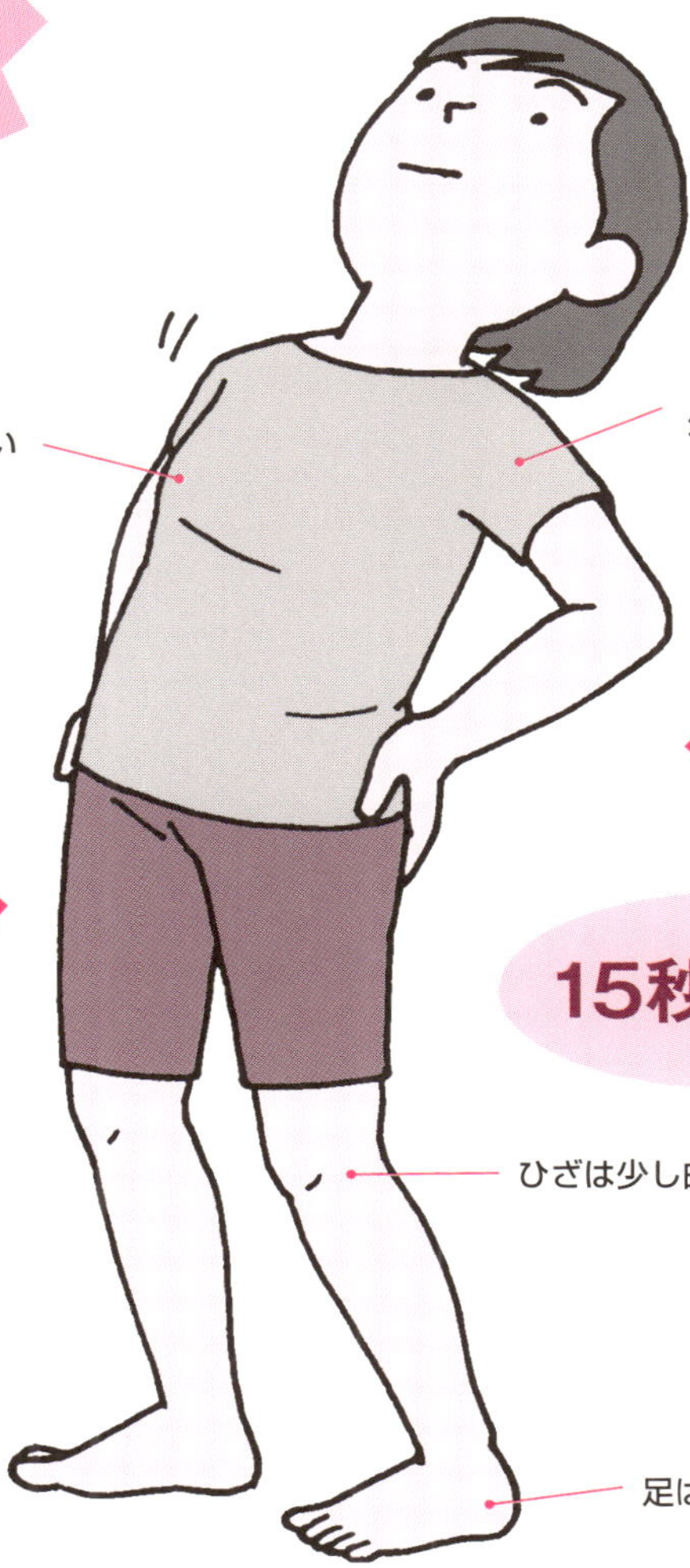

できる範囲でよい
少しずつ反らしていく
ひざは少し曲がってもよい
足はそのまま

15秒間保つ

1~3を2回おこなう

なぜ効くのか

背骨、筋肉、気持ちをほぐす

「ゆっくり体操」はごく簡単な体操で、しかも短時間ですみます。それだけでなぜ腰の痛みがとれるのでしょうか。それには、いくつかの理由があります。

四つの大きな理由がある

「ゆっくり体操」が効く理由に次の四つが挙げられます。

①固くなっている背筋、臀筋《でんきん》、ハムストリングスを柔軟にする

腰痛があると、腰（背骨）をかばうようになり、大きく動かす（曲げる）ことが少なくなります。それによって、徐々に背筋、臀筋、それにももの裏側のハムストリングスが固くなってきます。

固くなったこれらの筋肉は腰痛の原因になります。この体操は、その柔軟性を回復させます。

②固くなっている背骨を柔軟にする

同様に、背骨じたいも柔軟性が

背骨と筋肉

背骨の自然なカーブと、臀筋とハムストリングスの柔軟さが、腰への負担の大きさに関係しています。背骨のカーブについては59ページも参照してください。

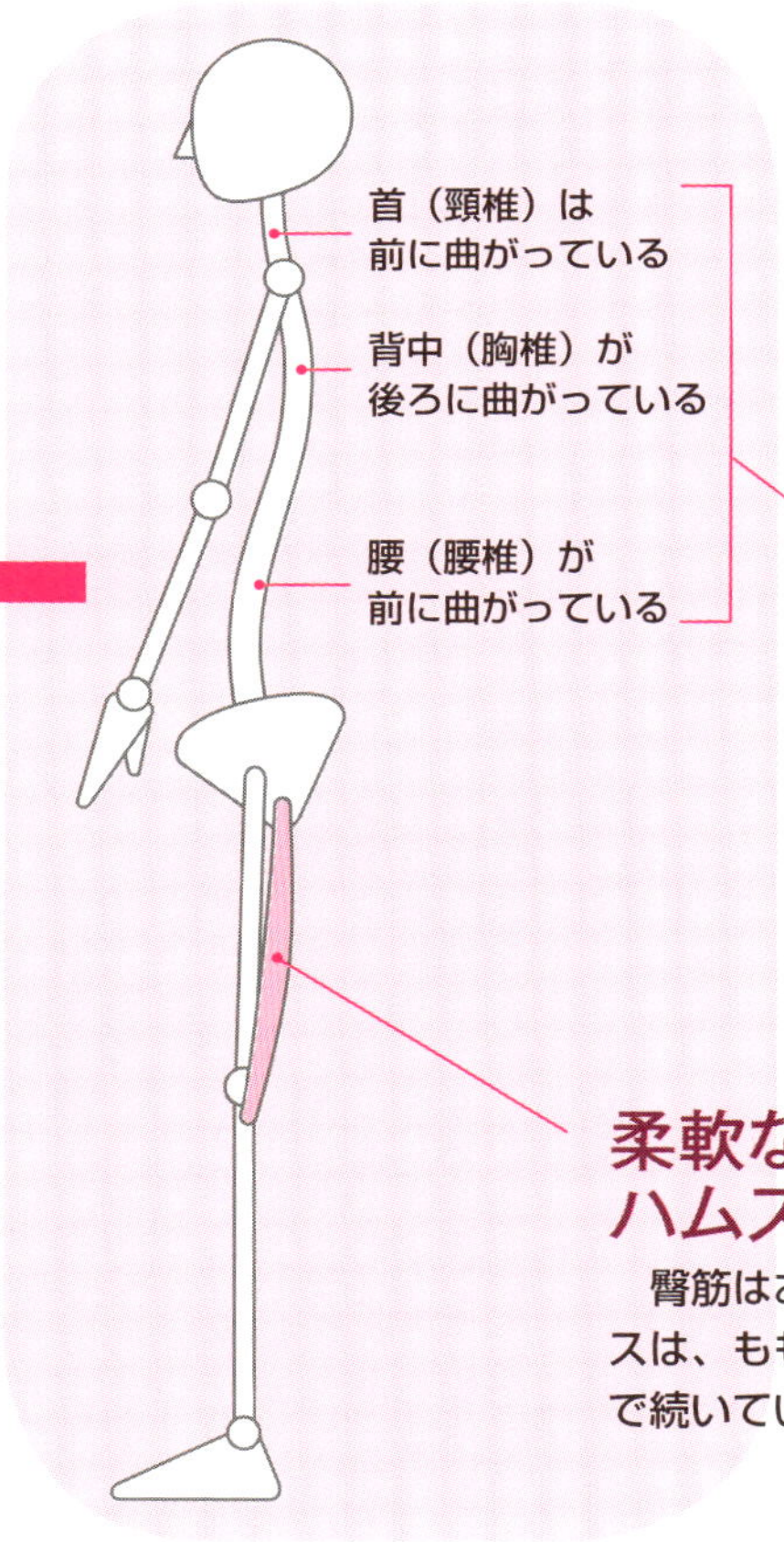
首（頸椎）は
前に曲がっている
背中（胸椎）が
後ろに曲がっている
腰（腰椎）が
前に曲がっている

自然なカーブ

背骨は首（頸椎《けいつい》）、背中（胸椎）、そして腰（腰椎）まで、横から見た場合、くねくねと独特なカーブを描いています。この「自然なカーブ」が、立って歩くようになった人類の体のバランスを絶妙に支えている秘密なのです。

柔軟な臀筋とハムストリングス

臀筋はおしりの筋肉です。ハムストリングスは、ももの裏側の筋肉で、骨盤からひざまで続いていて、ひざを曲げる働きをします。

低下して固くなります。腰をゆっくり曲げたり、反らしたりすることによって、背骨は徐々に柔軟性を取り戻します。

③背骨が自然なカーブを取り戻す

柔軟になった背骨は、従来の「自然なカーブ」を取り戻すようになります。自然なカーブをもった背骨は、いちばん安定した強い背骨です。

④腰（背骨）を動かす（曲げる）ことへの不安感、こわさを取り除く

腰痛があると、動くこと、腰を曲げることにこわさや不安感をもつようになります。特に、腰を反らすと痛い、こわいという不安感をもつようになります。

「ゆっくり体操」は、ゆっくり痛みなく曲げたり、反らしたりするので、その不安感を徐々に払拭できるようになるのです。

気持ちをほぐす

動かしても痛くないので、不安感が消え、安心感が大きくなってきます。

前屈するとき

柔らかいと

臀筋やハムストリングスが伸びて、骨盤が前傾することを助けます。そこで、腰椎の曲がりが少なくてすむので、腰への負担はかかりません。背骨の柔軟さも大切です。

固いと

臀筋やハムストリングスは伸びないので、骨盤が前傾するのを後ろから引っ張ってしまいます。そのため骨盤は前傾しません。すると、腰椎だけで大きく前傾せざるをえなくなり、腰への負担が増します。背骨の固さもかかわります。

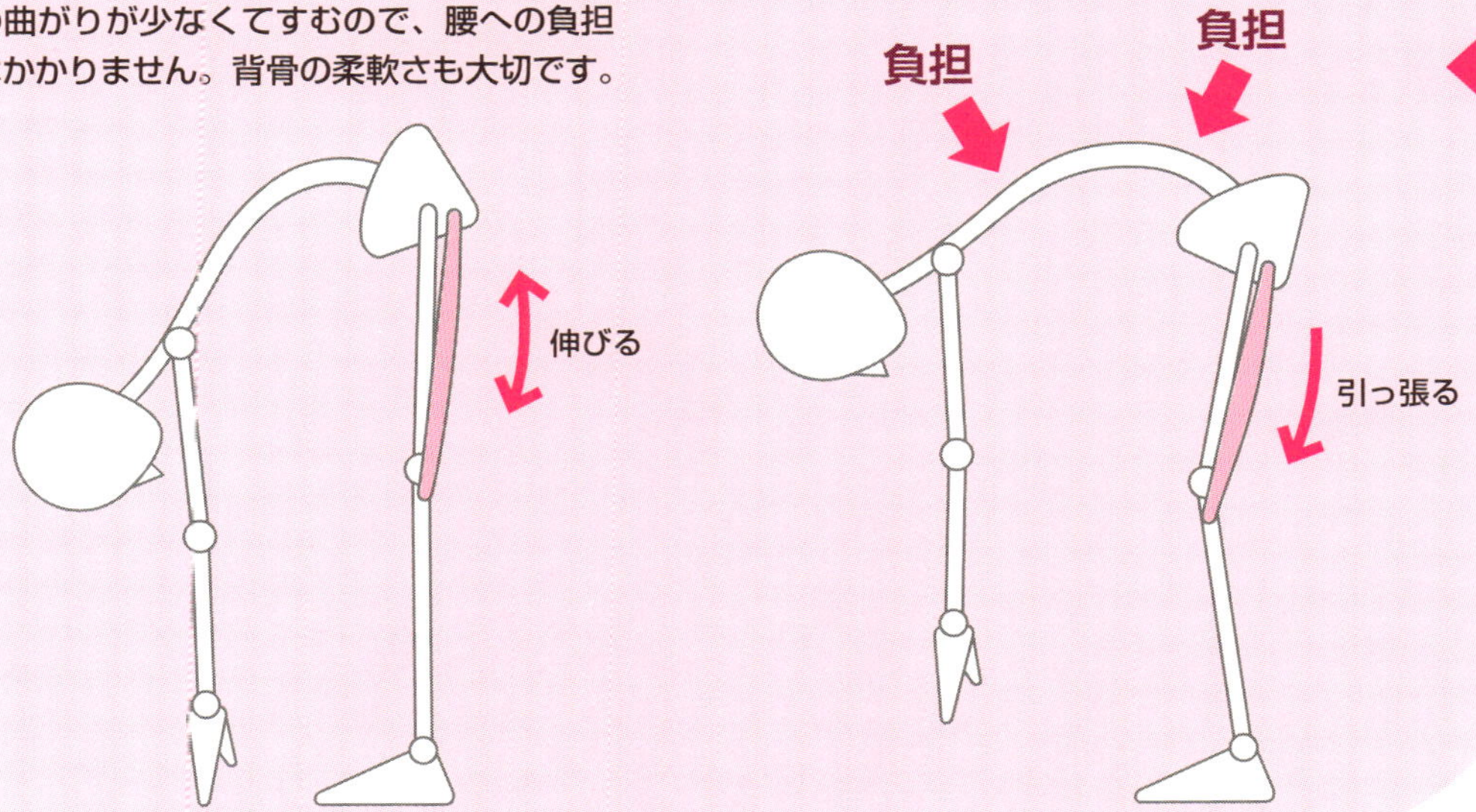

できればこれも①

腰からおしりのストレッチング

腰をおろして前屈するストレッチングです。ハムストリングス、臀筋、背筋など、腰の周囲の筋肉を伸ばします。「ゆっくり体操」の準備体操として、おこなってください。

「ゆっくり体操」の前におこないたい

ハムストリングスは、ももの裏側の筋肉で、ここの固さが腰痛に大きく影響していることは先述しました。ハムストリングスを伸ばすストレッチングは、同時に、固くなっている臀筋と背筋を伸ばすこともできます。

できれば、22ページのストレッチングと合わせて「ゆっくり体操」の前に、おこなってください。

ストレッチング

- 腰からおしりのストレッチング
- ふくらはぎのストレッチング

↓

ゆっくり体操

- ひざ抱え体操
- 前後屈体操

やり方

床に腰をおろして、両脚を開き、上半身を前屈させます。腰が後ろに引けないように、背中を伸ばしておこなうようにしましょう。

1 座って開脚する

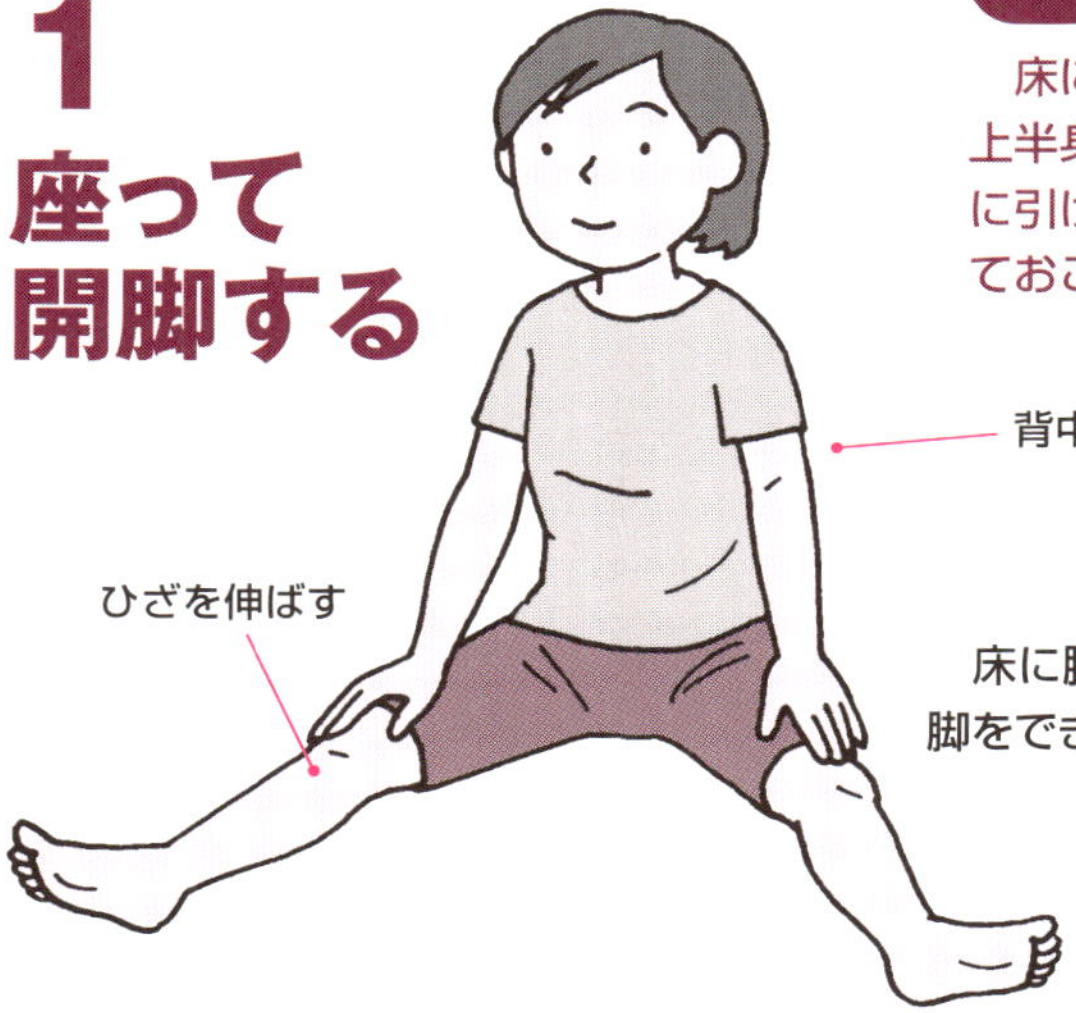

床に腰をおろして、両脚をできるだけ開きます。

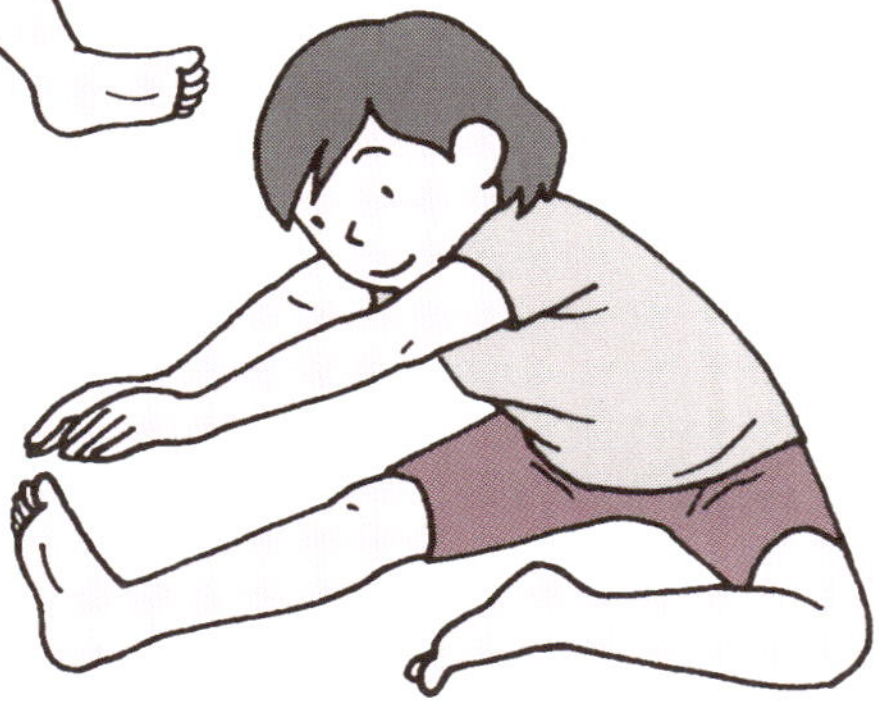

できない人は

脚を開くのがむずかしい人は、片方のひざを曲げておこなってもかまいません。伸ばしたほうの脚に上半身を倒していきます。

2 両手を片足のつま先へ

両手をそろえて、まず右手の先が右足の指に近づくように、できるだけ前屈します。ひざを曲げない範囲で、前屈できるところまで前屈して、「1、2、3、……14、15」と声を出して15秒間その姿勢を保持します。

次に反対側も同様におこないます。

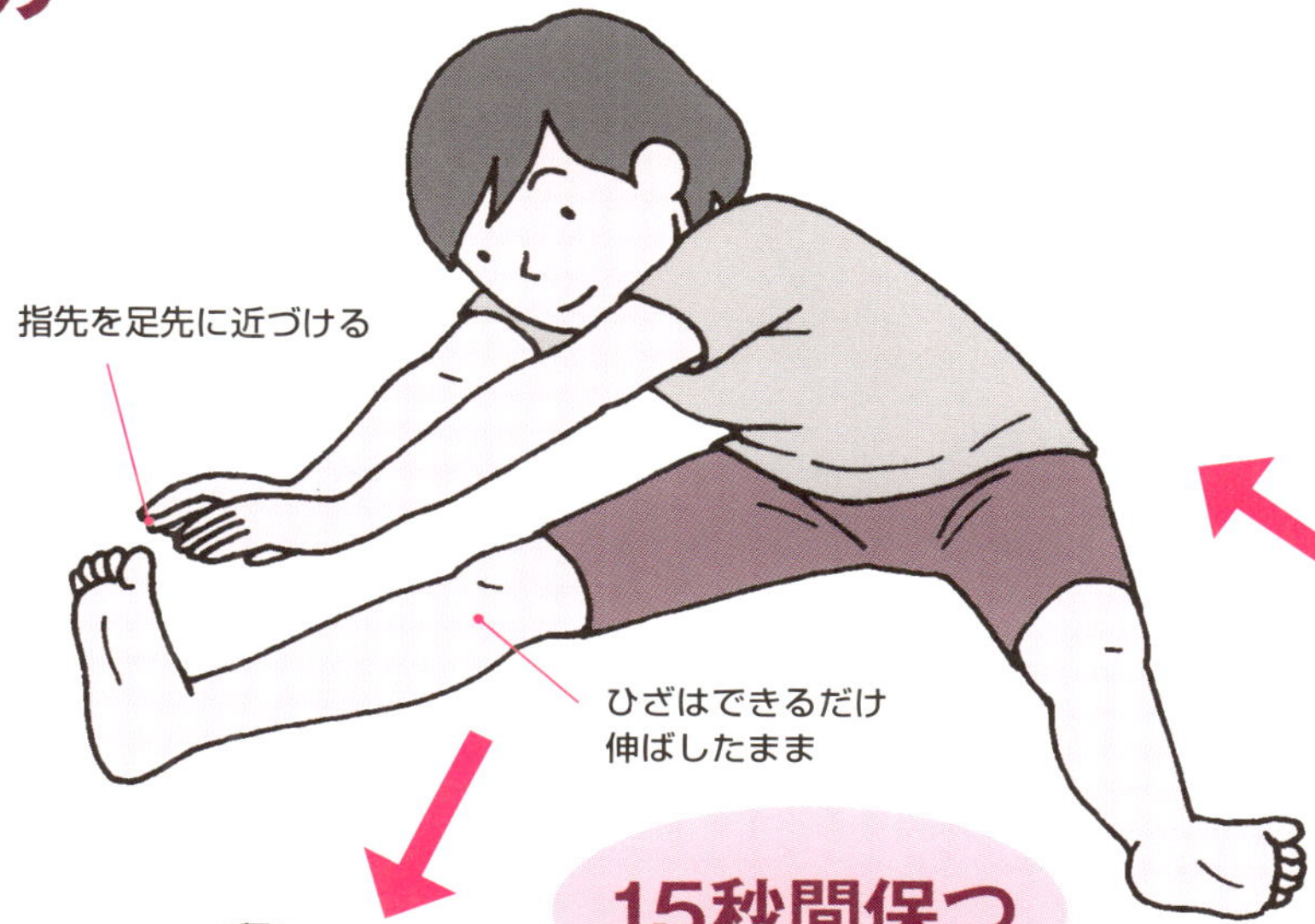
指先を足先に近づける
ひざはできるだけ
伸ばしたまま

15秒間保つ

反対側も同様に

3 両手を前に伸ばして前屈

いったんもとの姿勢に戻ります。次に、今度は両手を真ん前に伸ばして前屈し、同様に15秒間保持します。

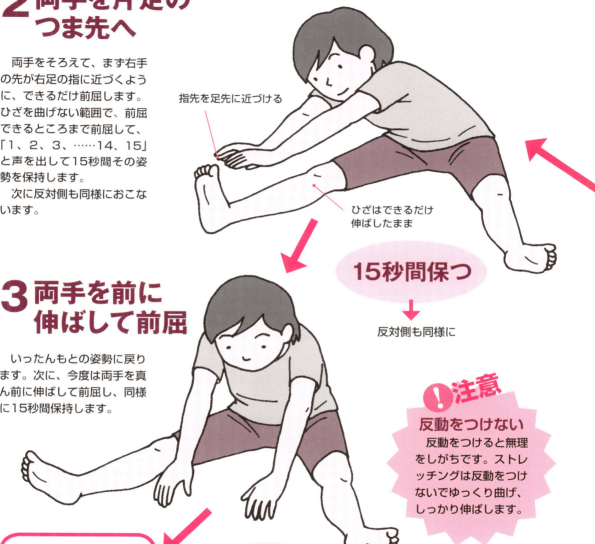

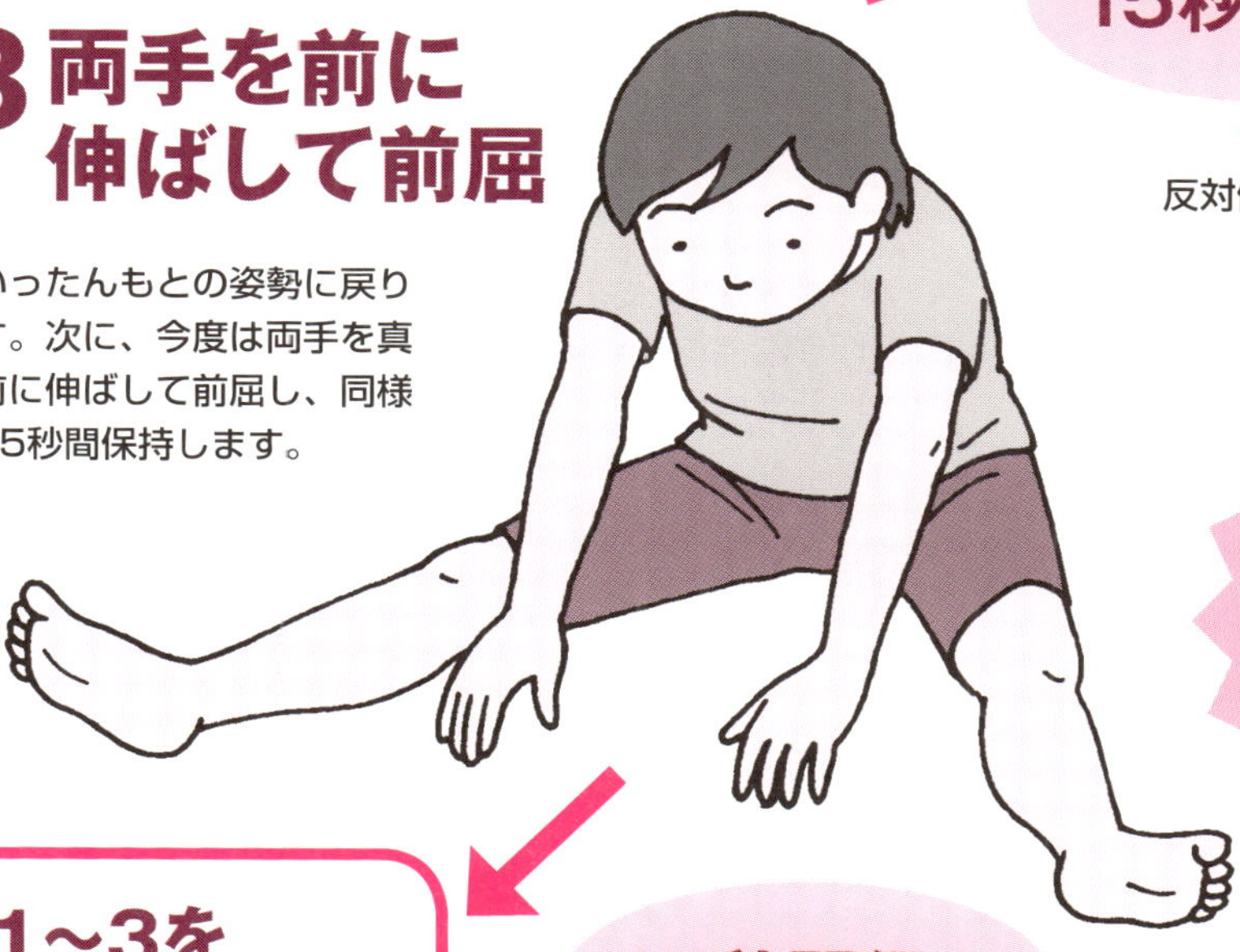

!注意

反動をつけない

反動をつけると無理をしがちです。ストレッチングは反動をつけないでゆっくり曲げ、しっかり伸ばします。

1〜3を2回おこなう

15秒間保つ

できればこれも②

ふくらはぎのストレッチング

両手をテーブルについて、ゆっくり上半身を傾けることで、ふくらはぎを伸ばします。ハムストリングスと同様に、脚の後ろ側の筋肉の固さは、腰痛につながります。

やり方

テーブルに両手を置き、脚を前後に開いて、前傾します。後ろ側の脚のふくらはぎがピーンと張ってくるのを感じてください。後ろのひざはぴんと伸ばしたままおこないますが、ひざが悪くて伸ばしきれない場合は、できる範囲でけっこうです。

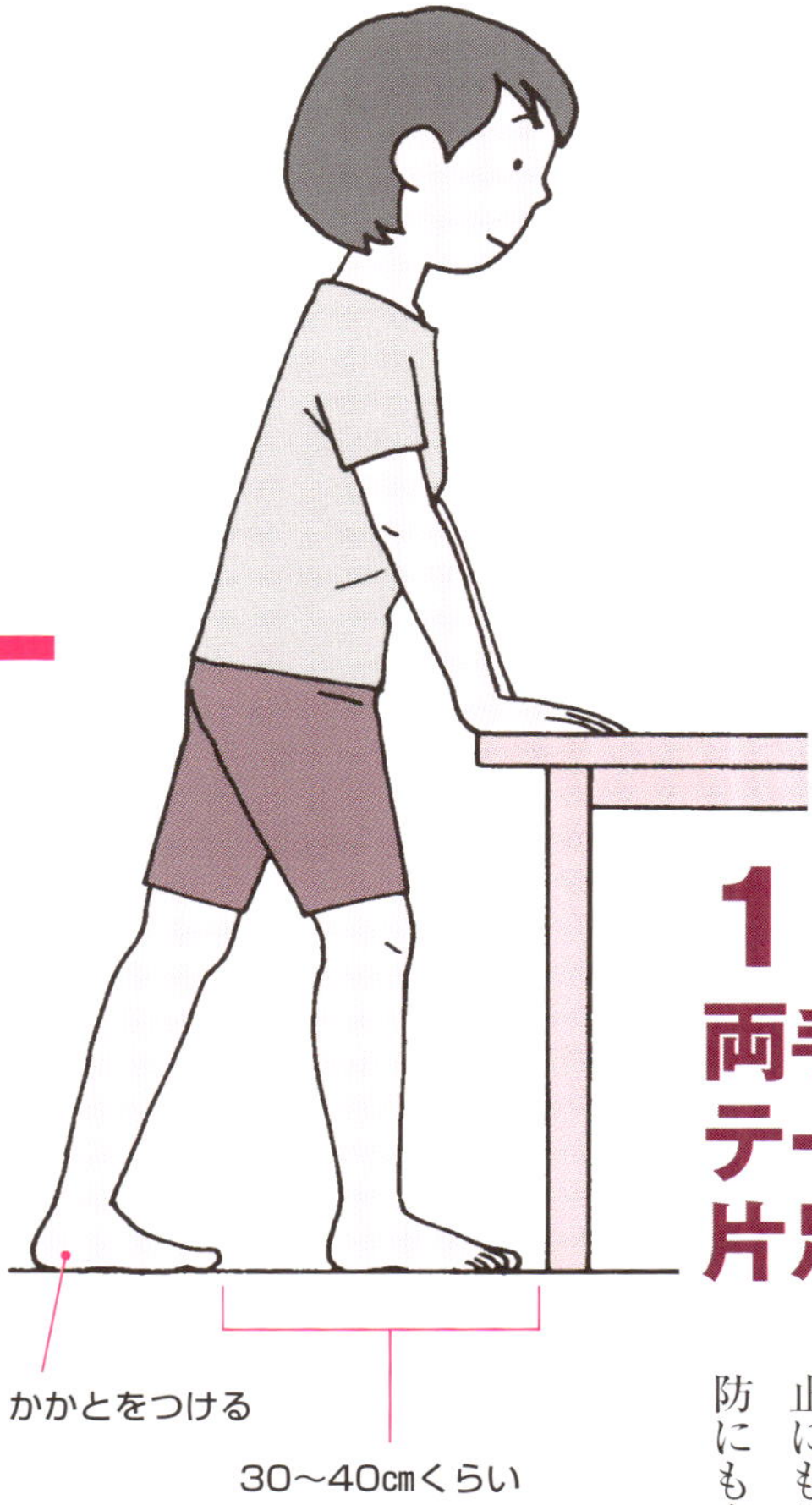

1 両手をテーブルに置き、片足を後ろに引く

テーブルの前に立ち、両手をテーブルの端に置きます。左足を後ろへ30～40㎝くらい引き、かかとはしっかり床につけ、左ひざはぴんと伸ばします。

ふくらはぎの筋肉をしっかり伸ばす

このストレッチングは、固くなっているふくらはぎの筋肉を伸ばします。「腰ほぐし」の一環としておこなうだけでなく、常日頃からおこなえば、転倒などの事故の防止にもなります。こむら返りの予防にも有効です（30ページ参照）。

テーブルの高さは？

一般的な食卓の高さでおこないます。およそ70㎝です。

2 前に出した脚のほうのひざを曲げる

そのままの姿勢で、右ひざをゆっくり曲げていき、体を前方に移動するように前傾します。そのまま「1、2、3、……14、15」と15秒間その姿勢を保持します。

次に、反対側も同様におこないます。

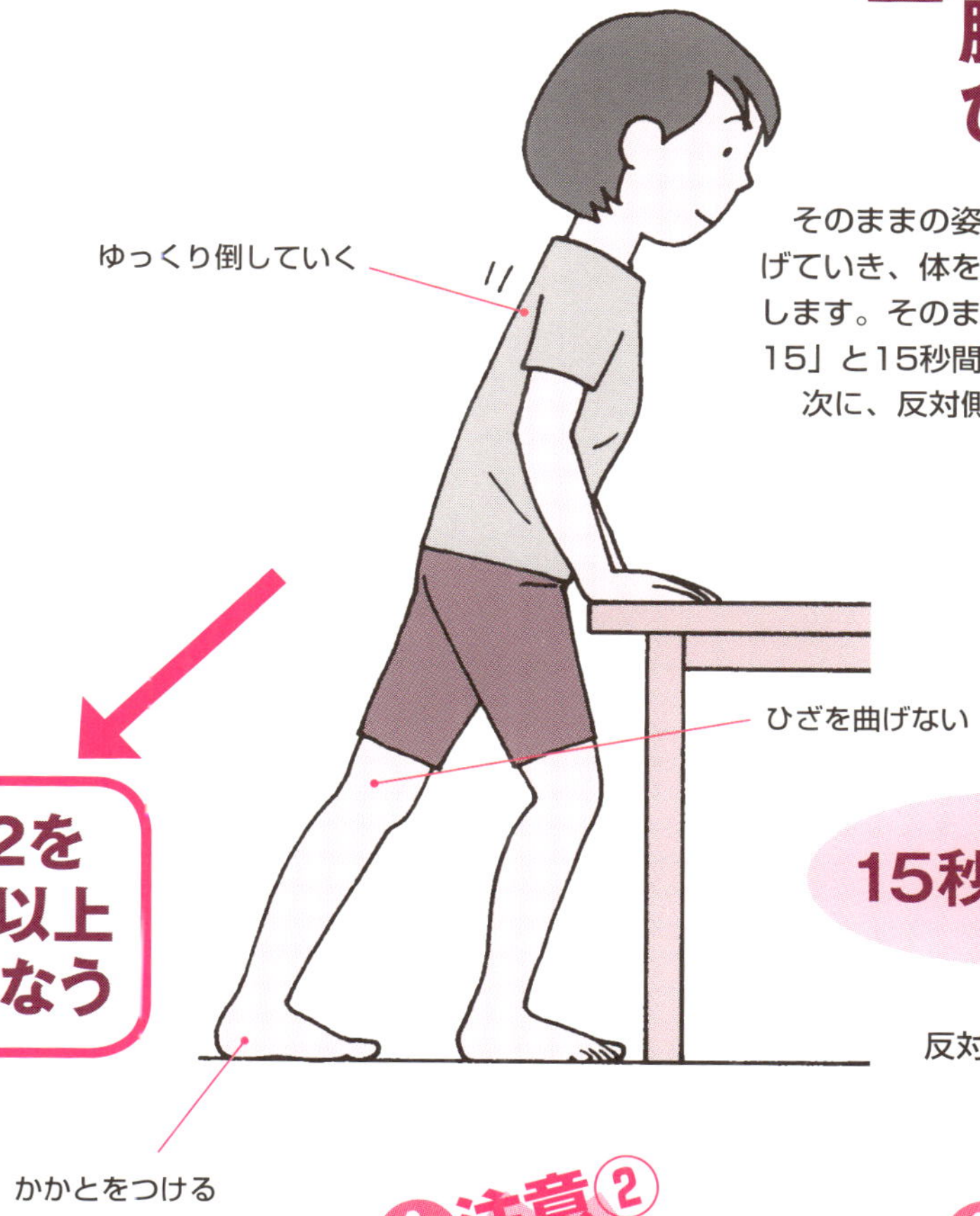
ゆっくり倒していく
ひざを曲げない
かかとをつける

15秒間保つ

↓

反対側も同様に

1~2を2回以上おこなう

！注意①

かかとを浮かさない

後ろ側の足のかかとはしっかり床につけて、浮かしてはいけません。

！注意②

上半身だけ倒さない

上半身だけを倒すと、背中が丸くなりがちです。腰を前方に移動させるような気持ちで、前に出したほうの脚のひざを曲げていきます。

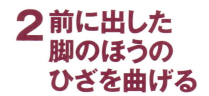

背骨を伸ばす「ぶら下がり」

これまで説明してきた「ゆっくり体操」以外にも、腰の痛みをとるのに有効な体操があります。痛みが軽減してきたら、これから紹介する体操もやってみましょう。

腰まわりの筋肉や背筋がしっかり伸びる

なにかにつかまって体を預ける「ぶら下がり」は、腰痛治療として非常に有効な方法です。固くなった腰まわりの筋肉や背筋は、しっかり伸ばすことで、柔らかくなってきます。それによって、腰の周囲の筋肉のこわばりがほぐれ、痛みがとれるようになります。また、固くなった背骨を柔軟にします。

やり方

家につかまれるかもいがあると好都合です。最初はぶら下がっていると20〜30秒で手が痛くなりますが、慣れてくると、2〜3分間ぶら下がっていられるようになります。

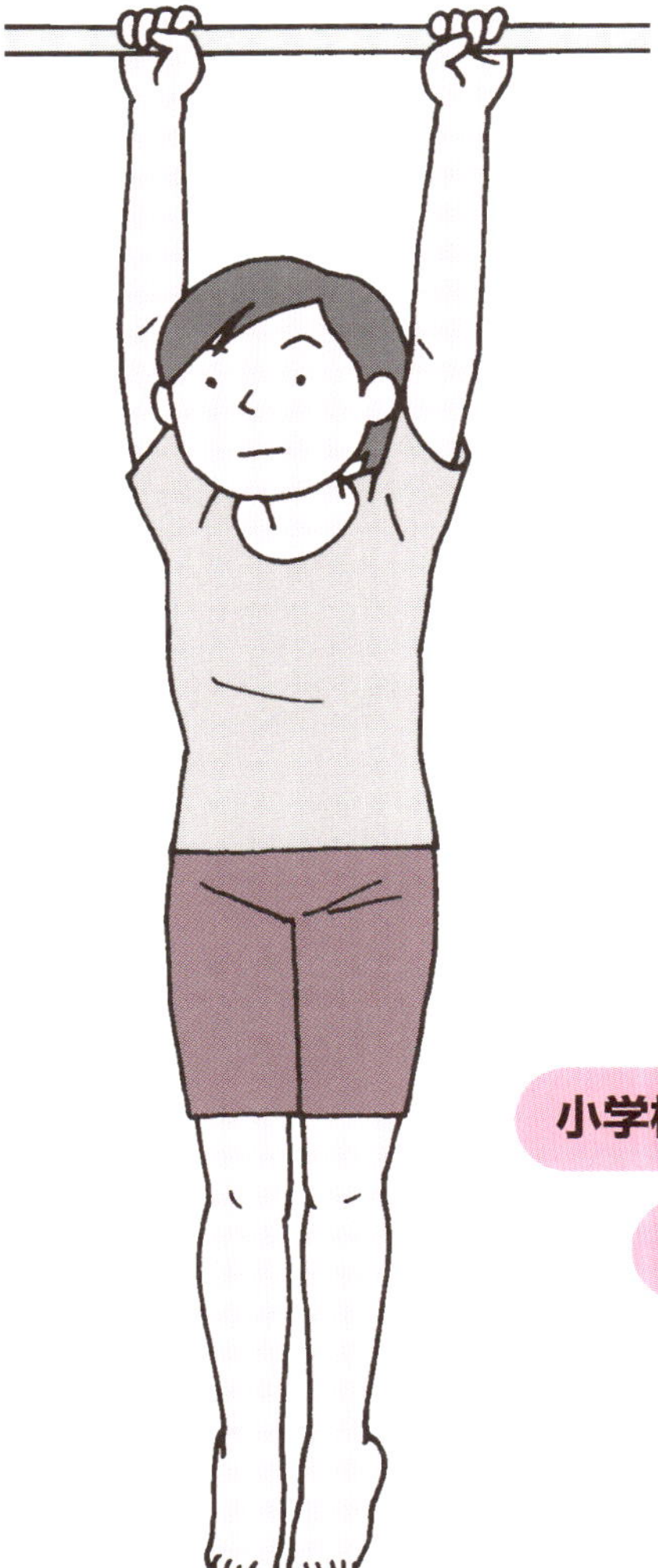

かもいがなければ

- 小学校の鉄棒
- 専用の機器
- 近くの公園の鉄棒

やってみて効果が実感できたら、専用のぶら下がり健康器を購入してもよい

少しよくなったら②

室内で「つかまり足ぶみ」

足腰を鍛える運動として、歩くことは有効ですが（96ページ参照）、簡単にできるのが、室内での「足ぶみ」です。高齢者はテーブルに手をついておこなうほうが安全でしょう。

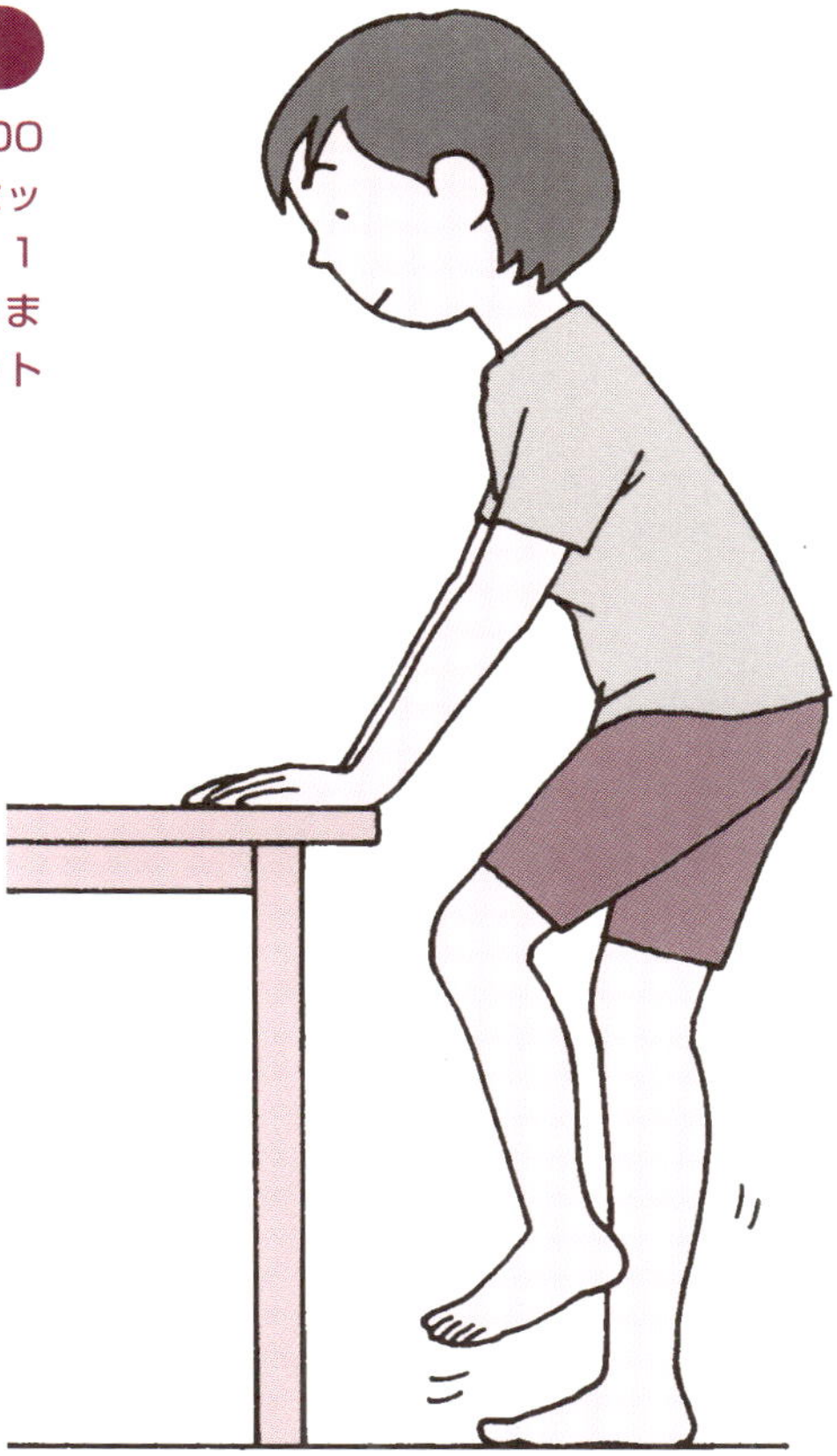

やり方

右、左を2歩と数え、100歩で1セット。朝晩各1セットおこなってください。1セットは約2分半で終わります。慣れてきたら、2セット（200歩）おこないます。

いつでもできるうえだれでもできる

この体操は足腰の筋肉を鍛えるだけでなく、関節を穏やかに、自然に強化する方法です。

室内でできるし、特に道具もいらないので、いつでもできるのが利点です。

また、体力に合わせてやり方を変えられるので、だれでもできる体操です。高齢者や体力のない人は家のテーブルに手をついておこなう「つかまり足ぶみ」を、それ以外の人は「その場足ぶみ」をおこないましょう。

いずれの場合も、ひざを高めに上げるようにします。声を出して数を数えながらおこなうとよいでしょう。

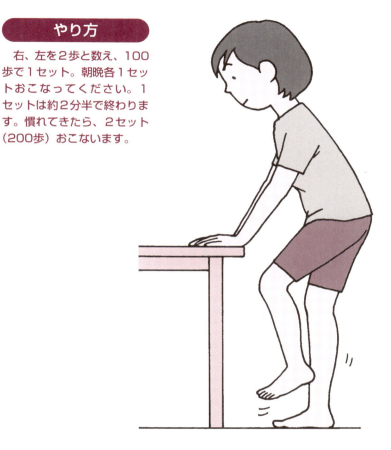

少しよくなったら③

足を上げる「腹筋」——穏やかタイプ

腰の痛みがよくなってきたら、腹筋体操をおこないましょう。いわゆる「腹筋」（28ページ参照）ができない人は、この穏やかタイプをするとよいでしょう。

寝ておこなう方法

あおむけに寝て、両ひざを曲げておきます。両側の足の裏が床から５～６㎝浮くように、両ひざを持ち上げて、「１、２、３、４、５」と声を出して５秒間保持します。

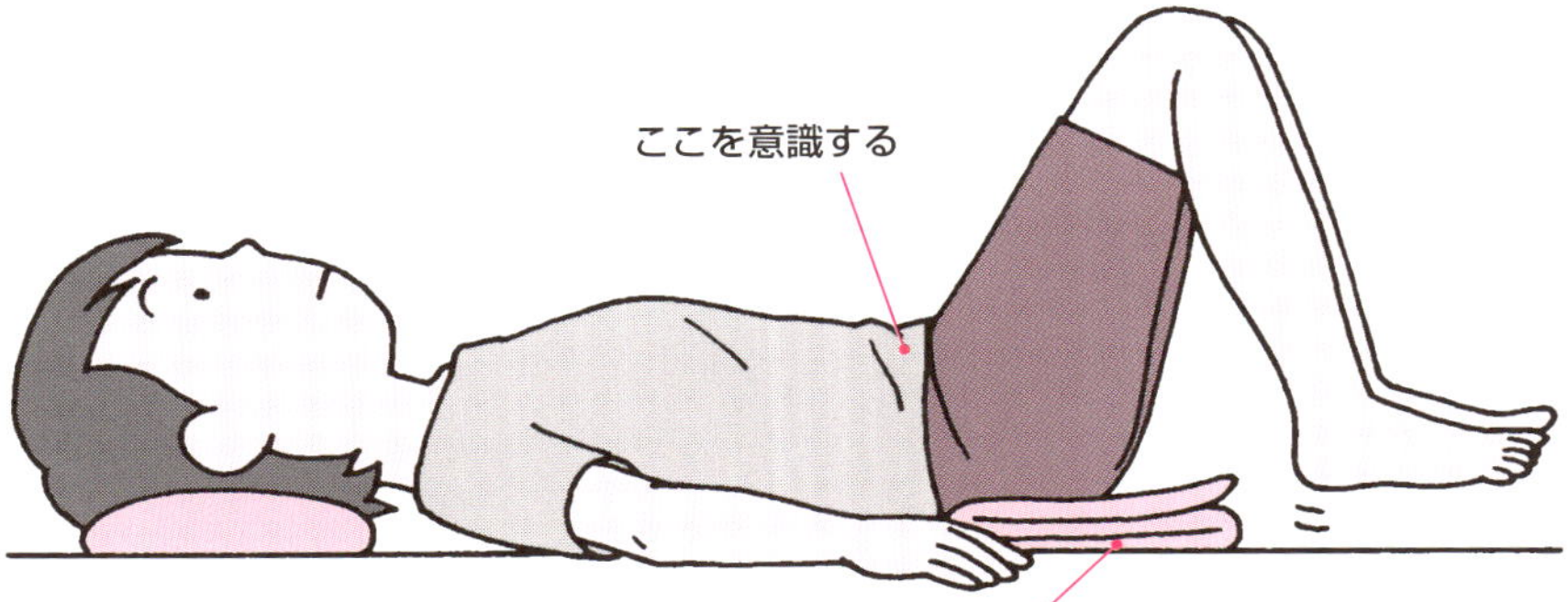

ここを意識する
腰の下にバスタオルを三つ折りにしたものを敷いて、腰を少し高くすると、さらに穏やかな方法になる

5秒間保つ

↓

10回くり返す

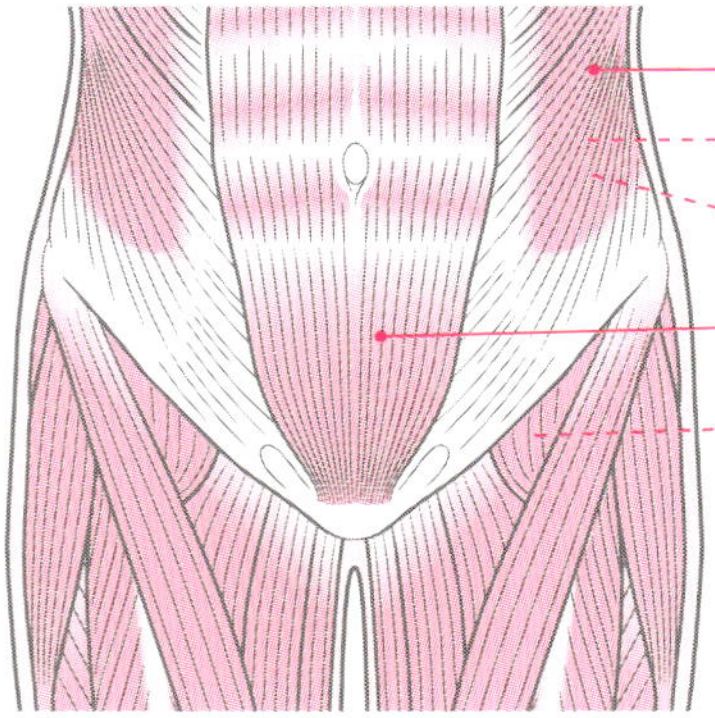

外腹斜筋
内腹斜筋
腹横筋
腹直筋（腹筋）
腸腰筋

腸腰筋は深い場所にあり、
腹筋群には含まれない

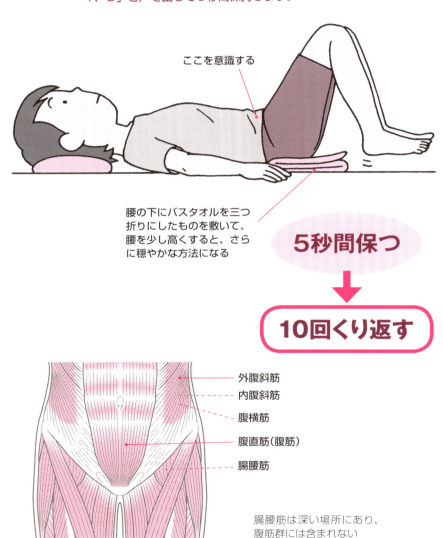

いすに座っておこなう方法

いすに浅めに腰かけて、両手でいすの座面をつかみます。両足をそろえて、床から５～６㎝浮かし、「１、２、３、４、５」と声を出して５秒間保持します。

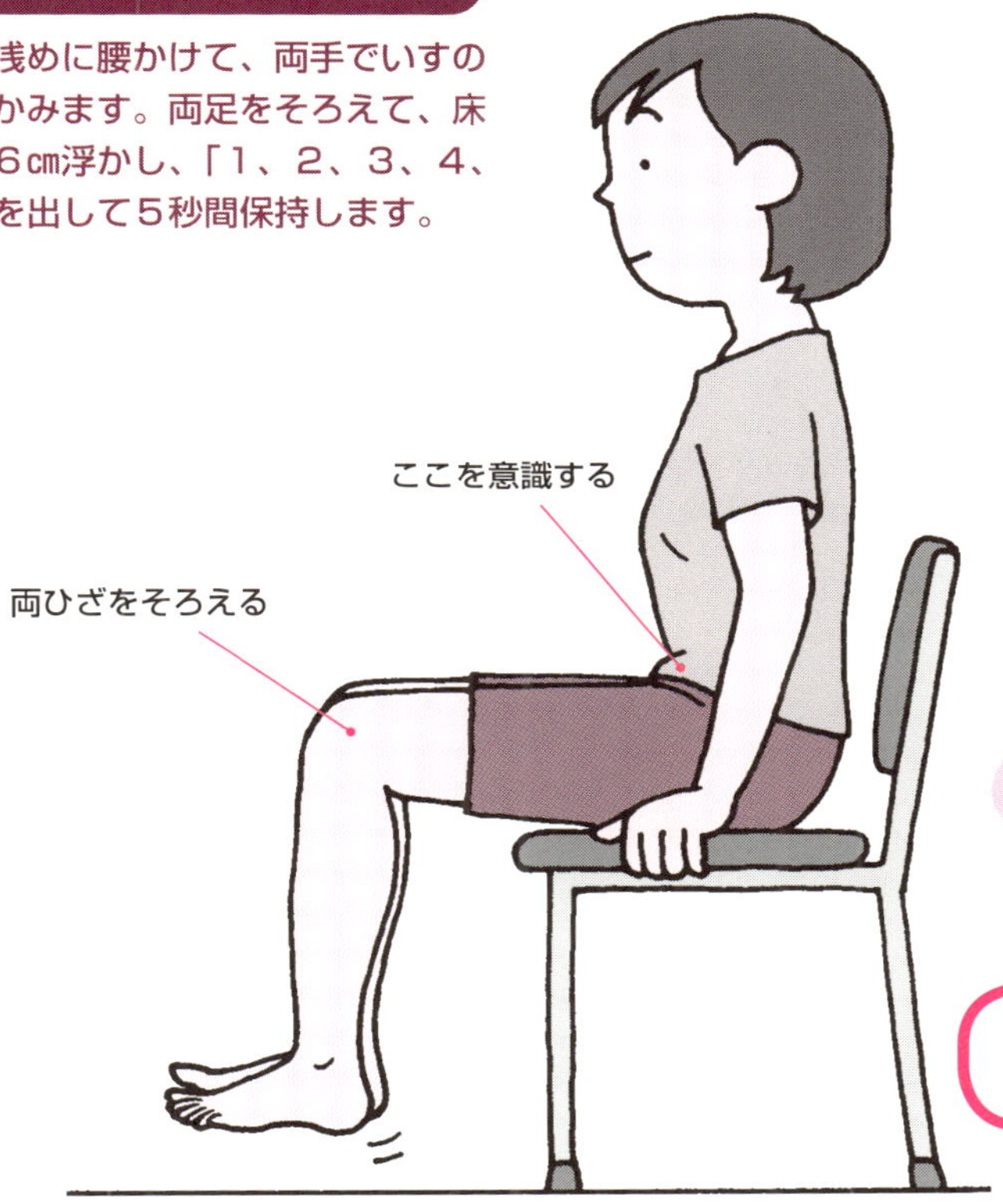
ここを意識する
両ひざをそろえる

5秒間保つ

↓

10回くり返す

注意

座面の硬いいすで

ソファのようないすでは、体が沈んでしまいます。また、座面をしっかりつかむことができません。ベッドに腰かけておこなうのもやめましょう。

「腹筋」は「腹筋群」を鍛える体操

「腹筋」は筋肉の名称ですが、体操の通称でもあります。

ここでいう「腹筋」は体操名で、鍛えるのは腹筋群。右図のように、腹部にある複数の筋肉群を鍛える体操です。

少しよくなったら④

上半身を上げる「腹筋」——標準タイプ

穏やかタイプの腹筋ができるようになったら、この標準タイプの腹筋体操をおこないましょう。最初は肩が床からほんの少し上がるだけでもよいので、続けましょう。

やり方

あおむけに寝て、両手を頭の後ろで組み、上半身を持ち上げて肩を床から浮かします。床からの高さは10㎝いかなくても、4～5㎝でもけっこうです。

1 あおむけに寝る

床にあおむけに寝て、両ひざを直角以上に曲げます。両手を頭の後ろで組み、頭を支えます。

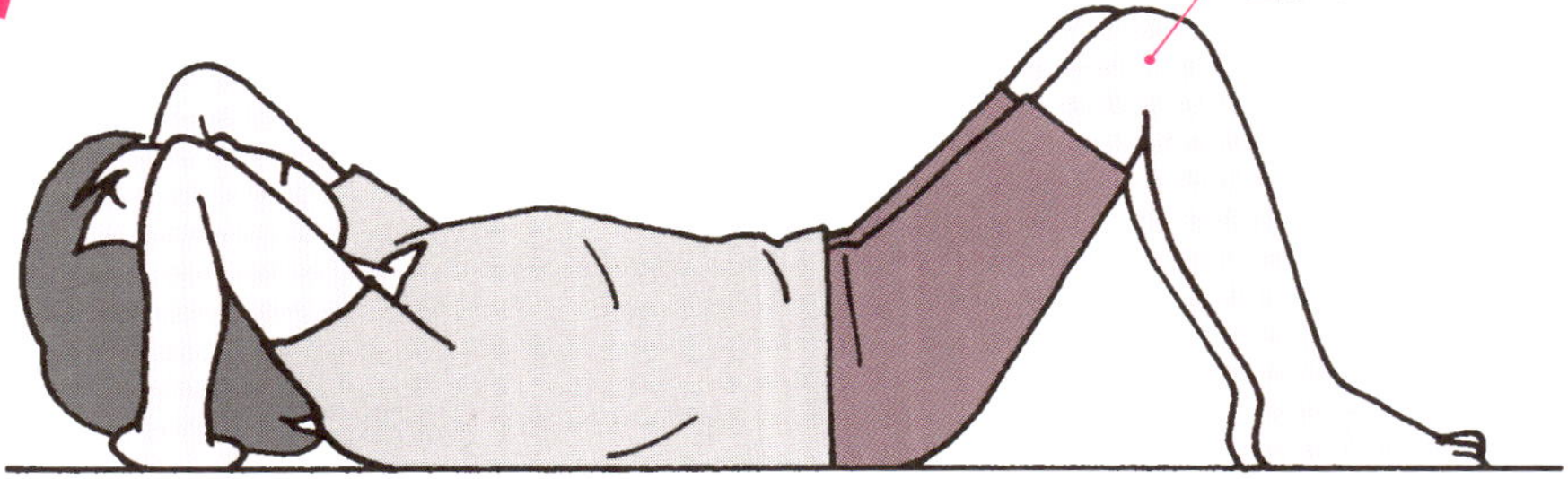

腹筋は腰を支える重要な筋肉

これまで、腰痛を治すためには臀筋、背筋、ハムストリングスの柔軟性が大切と説明してきました。痛みがとれてきたら、腰をしっかり支えられるように、筋肉を鍛える体操をおこないましょう。

腰を支えるには、臀筋、背筋だけでなく、腹筋も重要です。この場合、腹筋は一つだけの筋肉を指すのではなく、腹部側の複数の筋肉をさします。腹筋群（26ページ参照）です。

腹筋体操で、腹筋群を鍛えます。腰痛がある人は、上半身をすっかり起こすような体操は負担が大きくなります。肩を床から浮かすような体操がおすすめです。

2 上半身を10㎝上げる

肩が床から10㎝ほど浮くように、上半身を起こします。その位置で、「1、2、3、4、5」と声を出して姿勢を保持します。

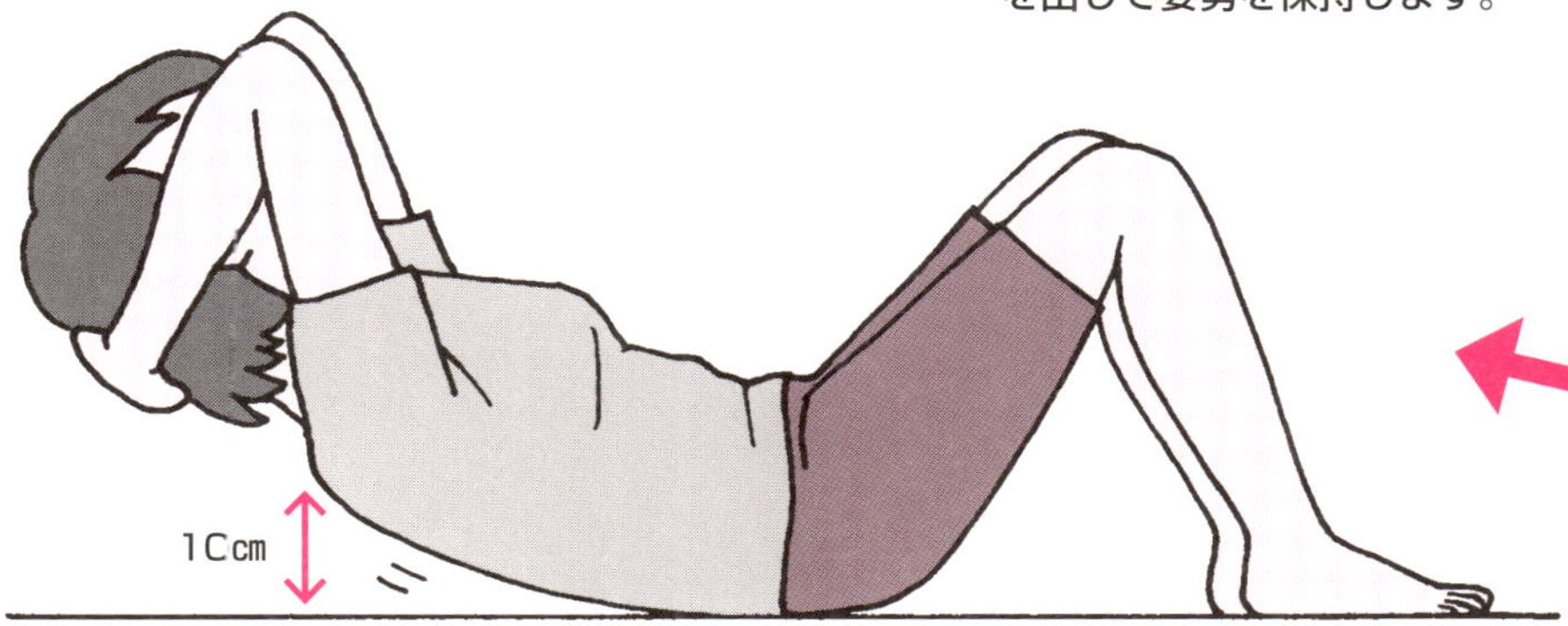

5秒間保つ

1～2を10回くり返す

❗注意

首から起こさない

起きよう、起きようとすると、首だけを曲げてしまうことがあります。そのため、あとで首が痛くなります。「首は体についてくる」という感じでおこなってください。頭を支えている両手に力を入れて持ち上げないことも大切です。

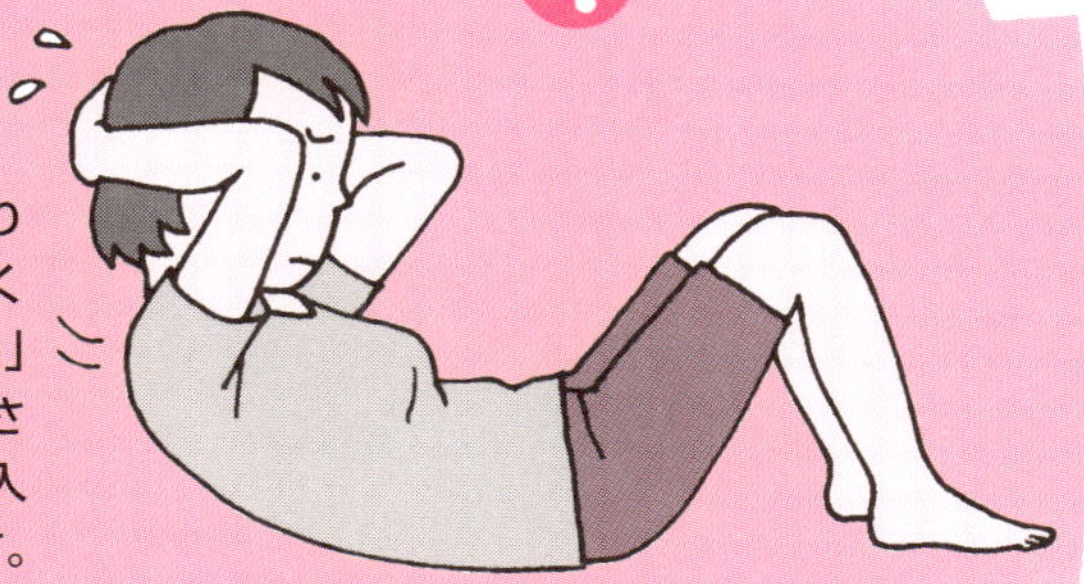

ふくらはぎのストレッチングは こむら返りの予防にも

夜、寝る前にストレッチングを

中高年では、夜中、睡眠中にふくらはぎが急につる「こむら返り」が起きることがよくあります。筋肉が異常に収縮してぎりぎり痛む発作です。

疲労、冷えなどが原因ですが、中高年に多いのは、加齢とともに筋肉が固くなり、疲労がたまりやすくなるためです。

ふくらはぎのストレッチングは、こむら返りを防ぐ効果もあります。筋肉をほぐし、異常な収縮が起きないよう自然な状態に保つことができると考えられます。

ストレッチングは寝る前に、およそ二分間おこなうだけですみます。しっかりふくらはぎを伸ばしておきましょう。毎晩続けるうちに、こむら返りが起こらなくなります。

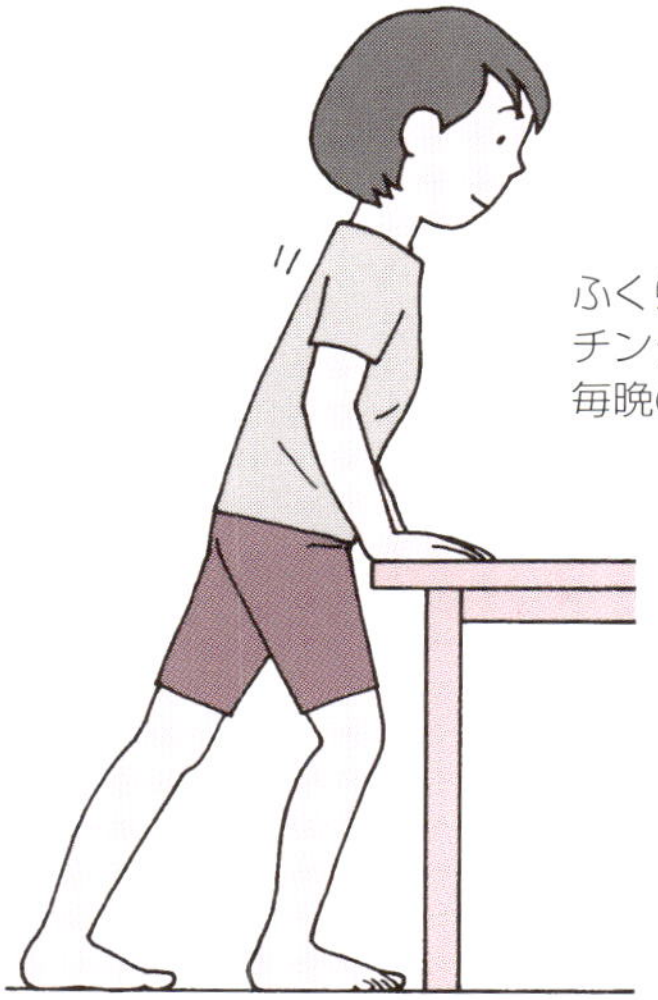

ふくらはぎのストレッチング(P22参照)を毎晩の習慣にしよう

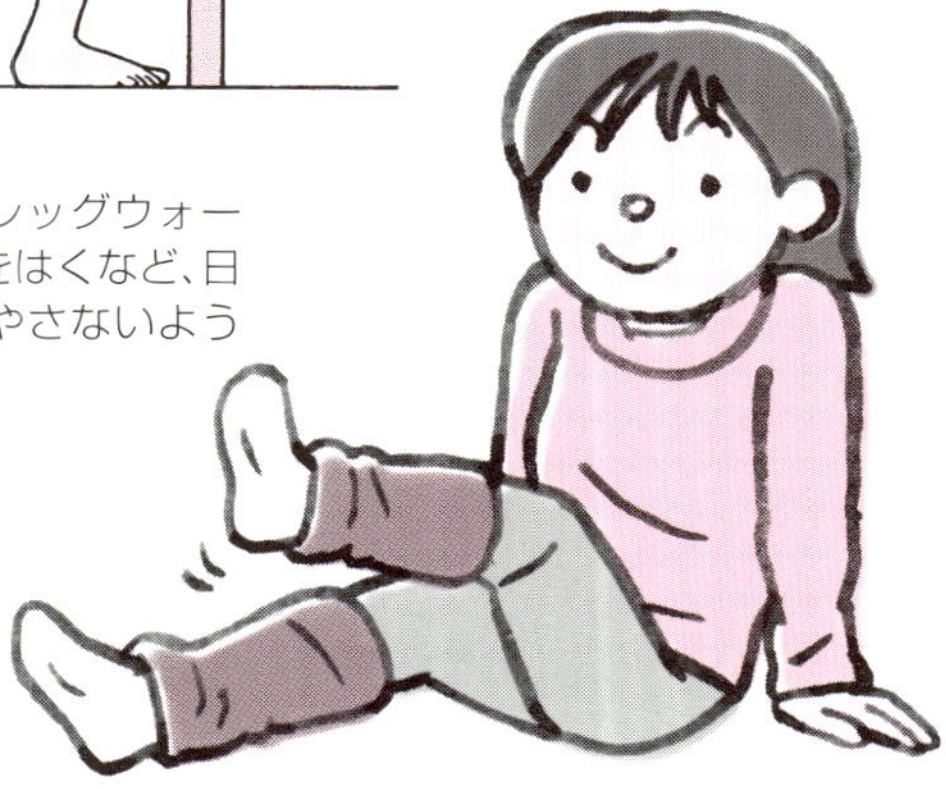

保温も大切。レッグウォーマーやくつ下をはくなど、日常的に足を冷やさないようにしよう

実例集

「ゆっくり体操」は、こんな人、こんな症状に効いた

これまで紹介してきた
「ゆっくり体操」やストレッチ、腹筋などの体操は、
どんな人の、どんな症状のときにおこなえばよいか。
6人の患者さんの、実際の例で見ていきましょう。

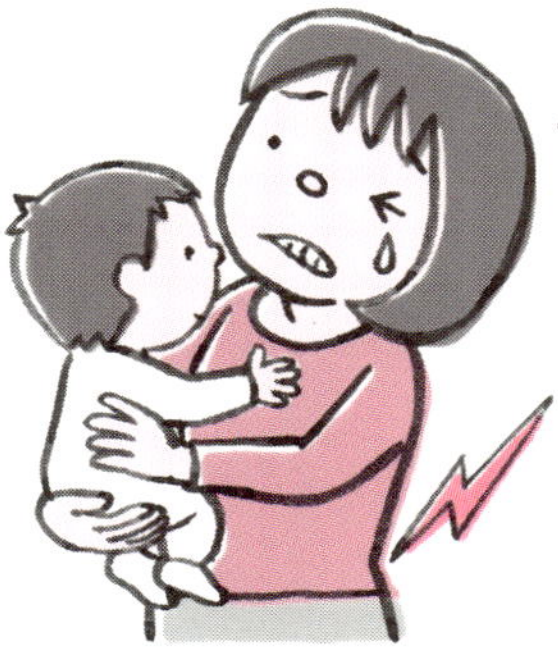

実例1 Aさん

28歳、男性、
会社員、
173cm、65kg

三年前のぎっくり腰がくせになり……

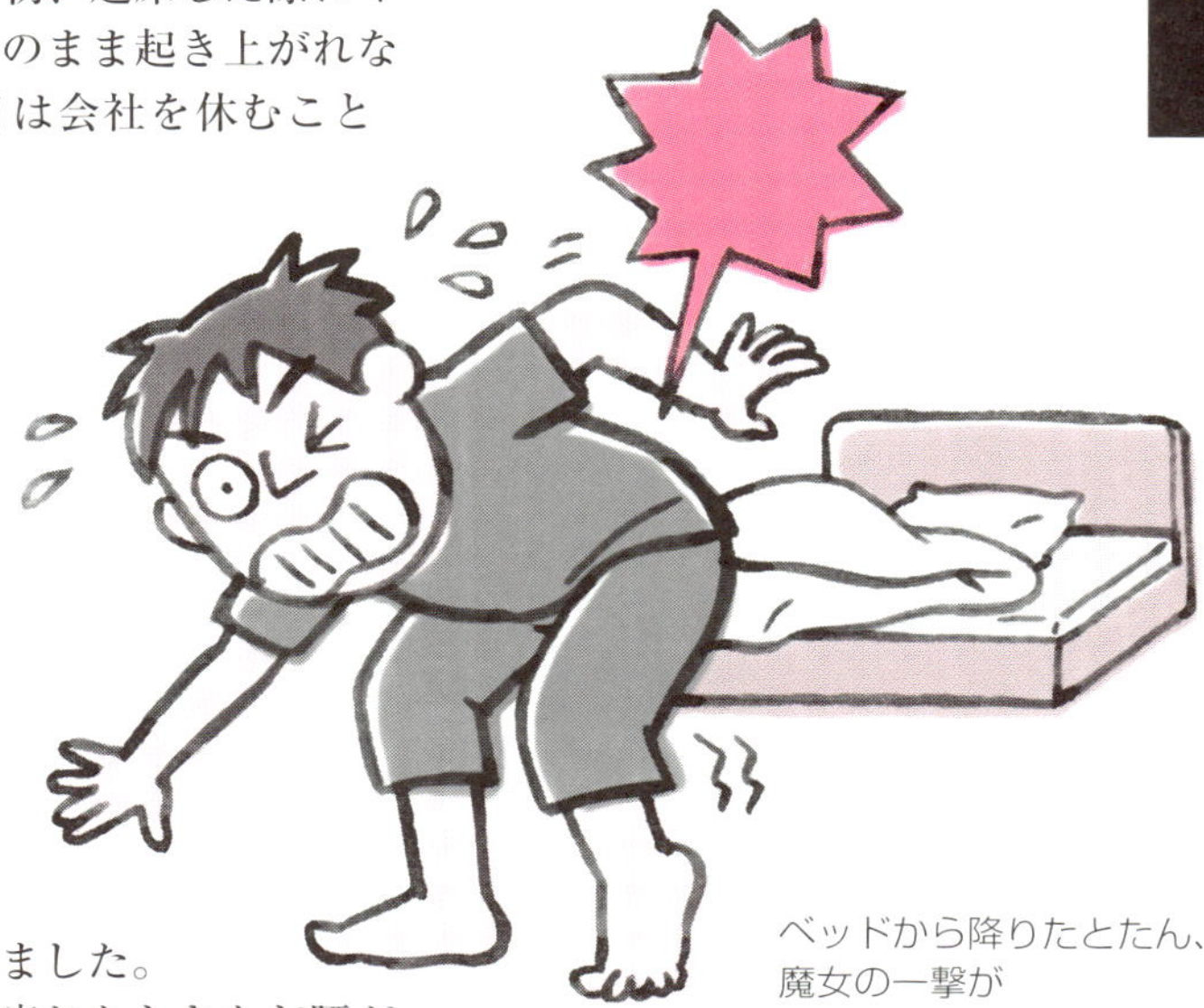

ベッドから降りたとたん、
魔女の一撃が

症状（Aさんの訴え）

朝起きようとしたら

「３年前のことです。朝、起床した際にギクッと腰痛を感じ、そのまま起き上がれなくなりました。その日は会社を休むことにしました」

それ以来

「4日目に近くの整形外科を受診し、X線写真では特に異常なし。『ぎっくり腰でしょう。安静にしていれば治ります』と言われ、抗炎症鎮痛薬を1日3回飲むように処方されました。1週間でなんとか会社に復帰できました。

しかし、それ以来、疲れたときなど腰が重くなり、痛むこともあります。ひどくなるのではないかと不安です。

再び受診しても、『大丈夫』と言われるだけ。抗炎症薬を出されて、腰を温めるリハビリや、マッサージをしてもらうことのくり返しでした」

診察

X線では異常なし

Ｘ線ではなんら異常はみられなかった。背骨の前屈、後屈をしてもらうと、こわごわと動かして屈伸は制限されていた。下肢の感覚と筋力には異常なく、慢性の腰痛と診断された。

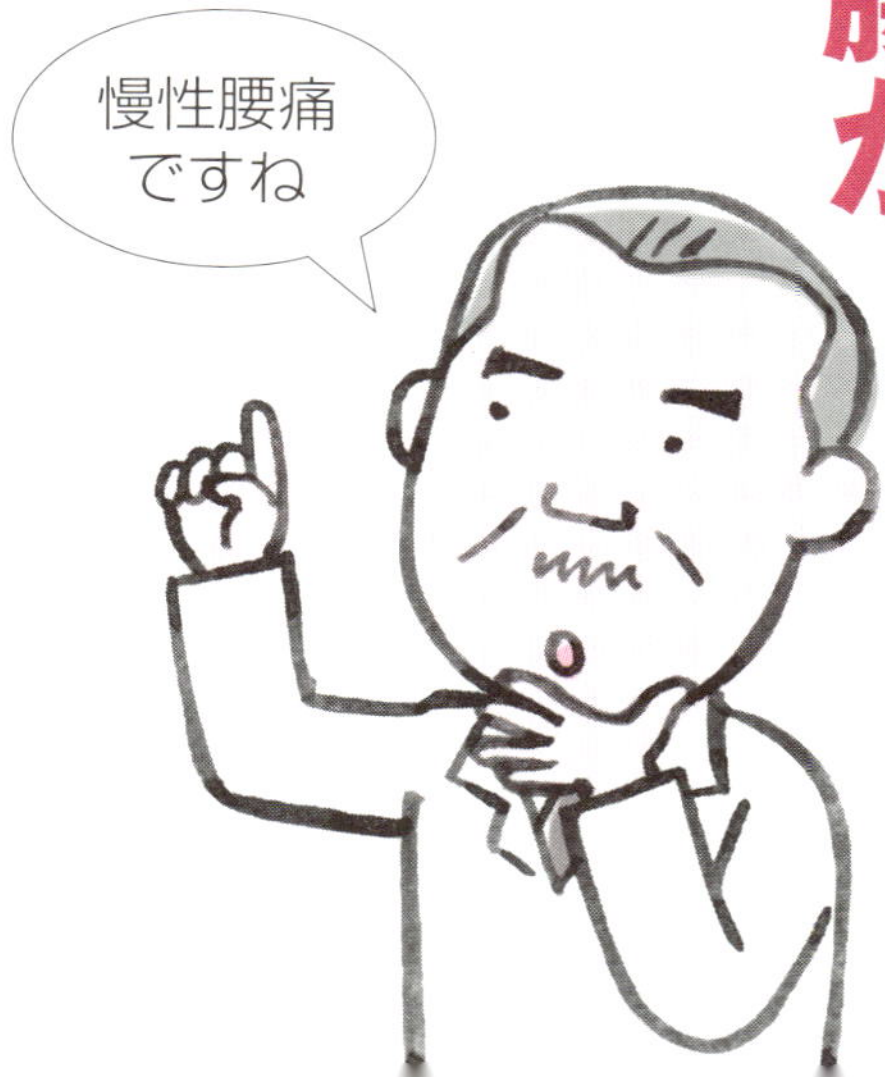

まず、おこなったこと

「ゆっくり体操」を

診察台の上で、ゆっくり「ひざ抱え体操」を左右、そして両脚それぞれ10回ずつゆっくりやってもらう。次に立って、ゆっくり曲げられるところまで前屈、そして後屈。今日からこの「ゆっくり体操」を朝・晩1セットずつやるよう、説明した。

ひざ抱え体操 ＋ **前後屈体操**

入浴と湿布薬もプラス

「毎日お風呂に入って腰を温めてください。今までもらっていた薬は飲まないように。腰が不安になったら貼ってください」と話し、湿布薬を処方した。

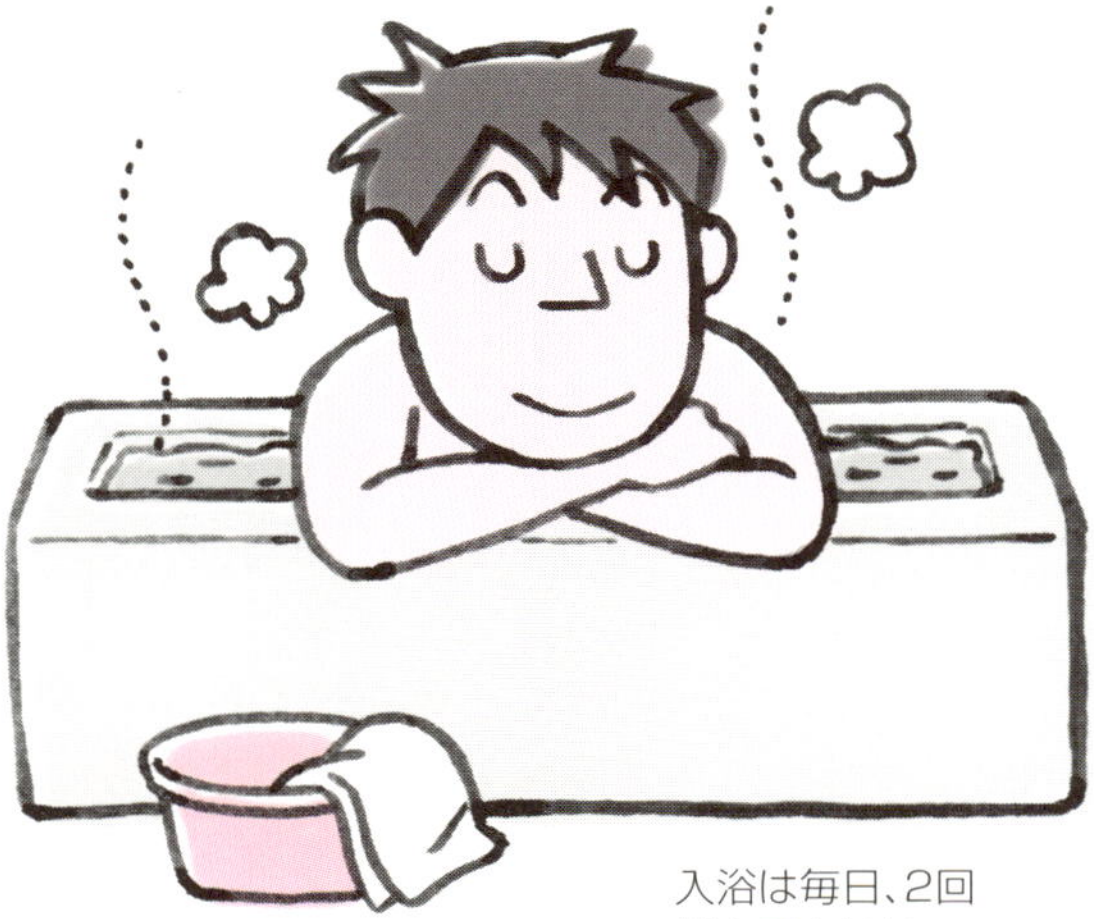

入浴は毎日、2回以上でもいい

その後の経過

2週間後

毎日朝・晩体操をやっていたとのことで、「腰が軽くなりました」と言う。新たに「腰からおしりのストレッチング」を実地指導して、これも毎日やるように話した。

腰からおしりのストレッチング

1ヵ月後

腰を動かしても不安感が薄れてきたと話す。新たに腹筋体操を実地指導。ぶら下がるところがあったら、「ぶら下がり」もやってくださいと説明した。

腹筋（標準タイプ） **ぶら下がり**

3ヵ月後

「もう大丈夫のような気がする」と言う。9ヵ月後には「すっかりよくなっている」とのこと。週1回程度スポーツジムに行って、筋トレや自転車こぎをしているそうだ。「ずっと続けてください」と話した。

実例2 Bさん

38歳、女性、
主婦、
155cm、58kg

「こんな体操で？」と疑ったけれど

症状（Bさんの訴え）

妊娠中から

「５年前、初めて妊娠したとき、妊娠５ヵ月ごろから腰痛が出はじめました。出産後も腰痛があって、ひどくなったりよくなったりしてきました。病院も２～３ヵ所行ったのですが、Ｘ線写真を撮られ、『なんでもない』と言われて、痛み止めを出されるだけでした。だから、最近は病院には行っていません。友人に聞いて、ここの病院に来ました」

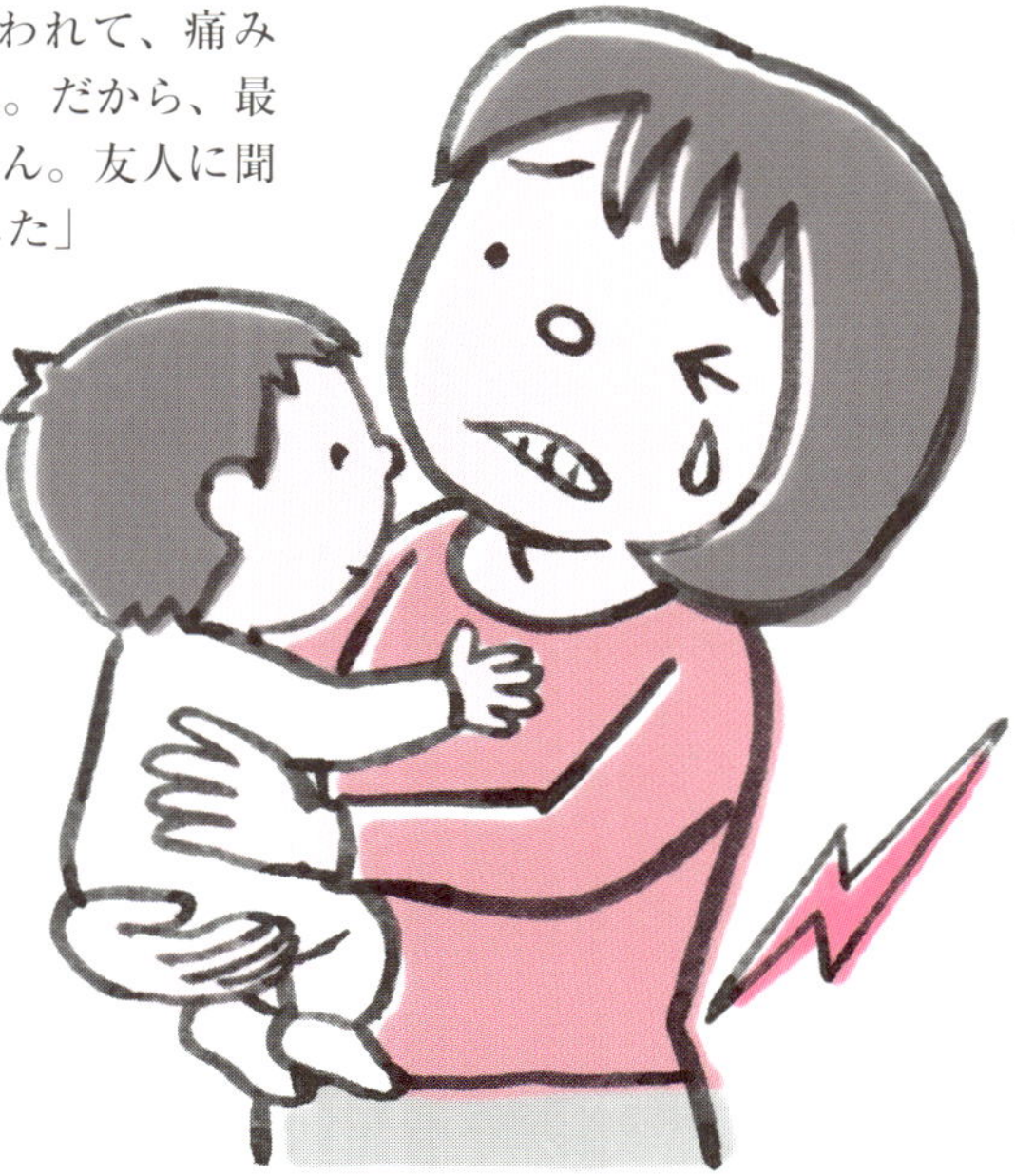

診察

X線は撮らなかったが

腰椎の前後屈はほぼ正常。動かしても痛みは出ない。腰椎の前彎《ぜんわん》が強く、いわゆる「出《で》っ尻《ちり》」ぎみ。腰部の圧痛《あっつう》、下肢《かし》の坐骨神経《ざこつしんけい》の圧痛はない。下肢の知覚、筋力は正常。X線は撮らなかった。

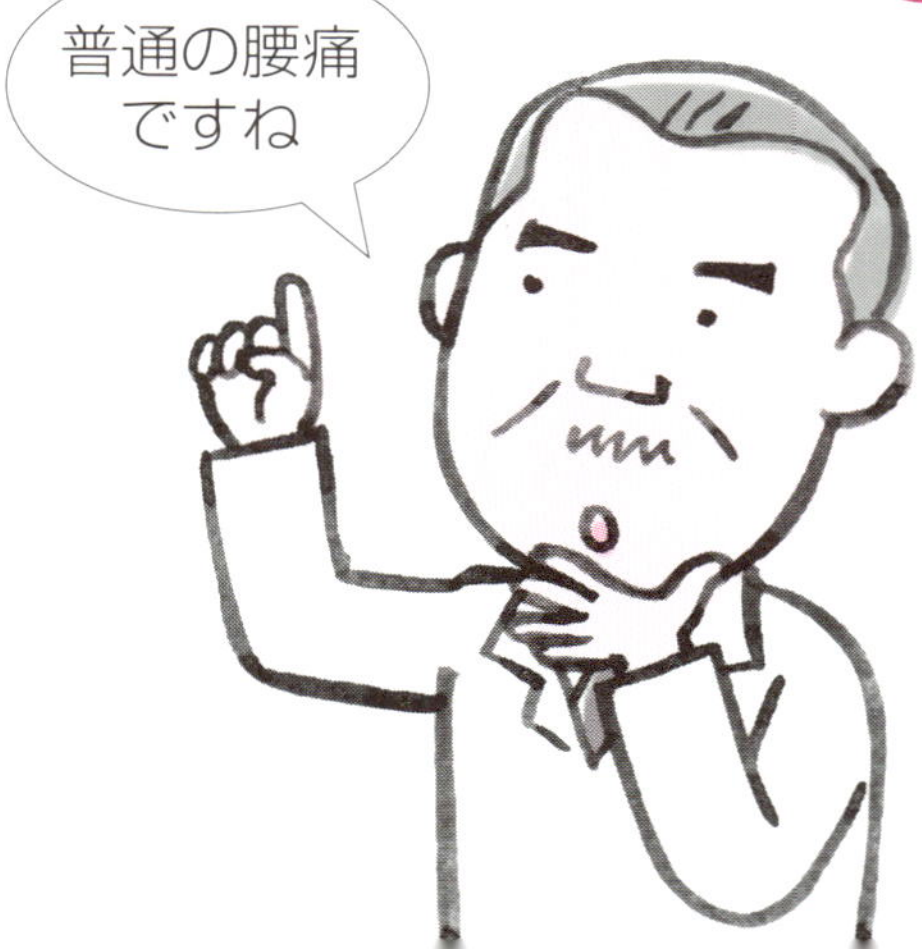

まず、おこなったこと

「ゆっくり体操」だけで

「普通の腰痛」（P58参照）で、少しずつ動かしていくことが重要であることを説明。「ゆっくり体操」を実地指導し、毎日２セットやるよう説明した。薬は処方しなかった。

その後の経緯

2週間後

「体操」は、忙しくて毎日はできなかったという。腰痛は「少しよくなったかな？」という程度と。「ひざ抱え体操」と「前後屈体操」を再指導する。「ひざ抱え体操」はいすに座っていてもできることをお話しし、実地指導する。

4週間後

今回は「体操」をほぼ毎日できて、かなりよくなっているとのこと。体操を「ちゃんとやったら、効くんですね」とおっしゃる。腹筋を実地指導。

6ヵ月後

ママ友と一緒にプールに週１回通っているとのこと。すっかり腰の不安はなくなったという。

ひざ抱え体操 ＋ **前後屈体操**

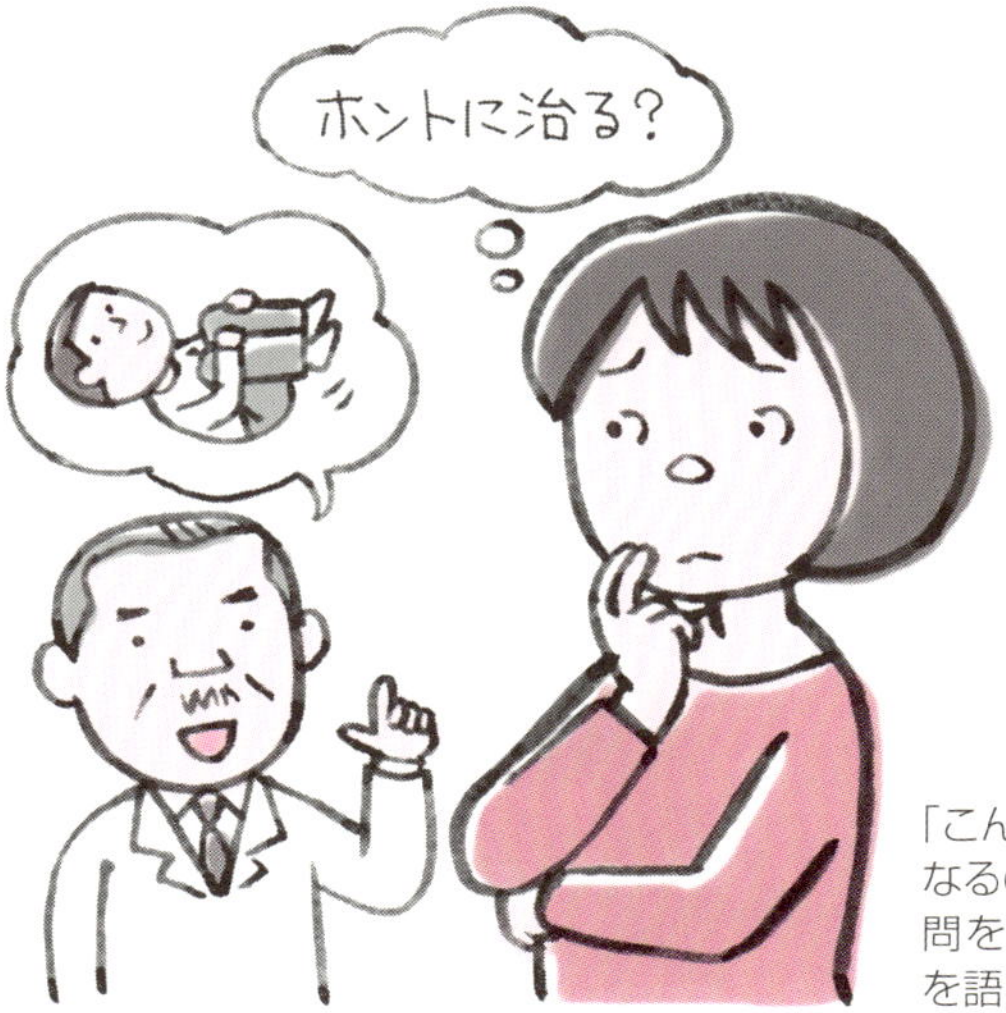

「こんな体操でよくなるのかな？」と疑問をもったと本音を語ってくれた

腹筋（標準タイプ）

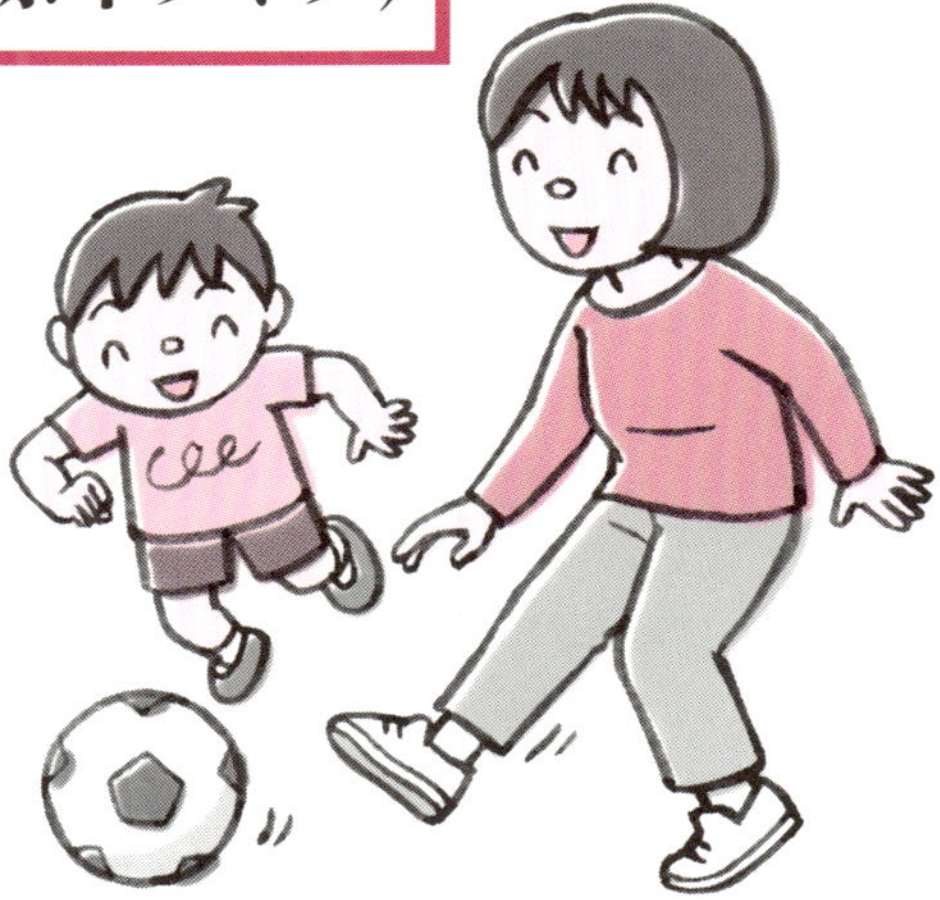

日曜日には近くの公園で５歳のお子さんとボールを蹴ってサッカーのまねごとをしていると、楽しそうに話していた

実例３ Cさん

57歳、女性、
保険外交員、
159cm、66kg

電車内で立っているのがつらかった

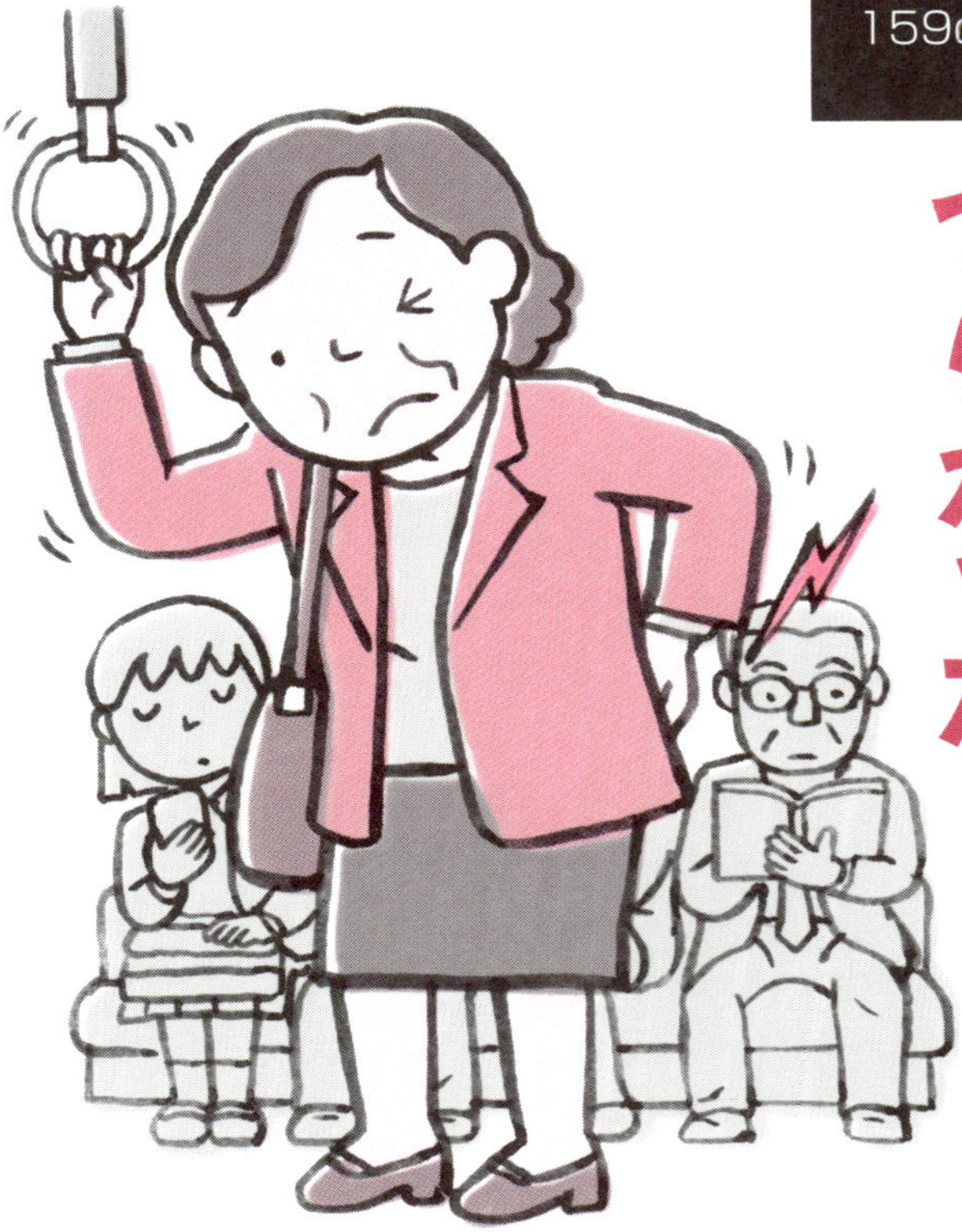

症状（Cさんの訴え）

若いときからあった痛み

「若いときから腰痛があり、２回ほど病院に行ったことがありますが、『特に異常はない』と言われました。その後は、痛くなると、通販で購入したバンドを腰に巻いています。外回りのとき、電車で立っているのがつらいのです」

診察

X線で見ると

　やや肥満気味で、前後屈では背骨の動きは小さい。側屈《そくくつ》（横に曲げる）で、腰痛を感じる。いつも右側の腰に痛みを感じるとのことで、右側の傍脊柱筋《ぼうせきちゅうきん》が固く、緊張していた。右の臀部の外側上方に圧痛があった。

　腰椎の一部に狭小化《きょうしょうか》と、骨棘《こつきょく》があった。下肢の坐骨神経には圧痛はなく、下肢の筋力、知覚に異常はなかった。

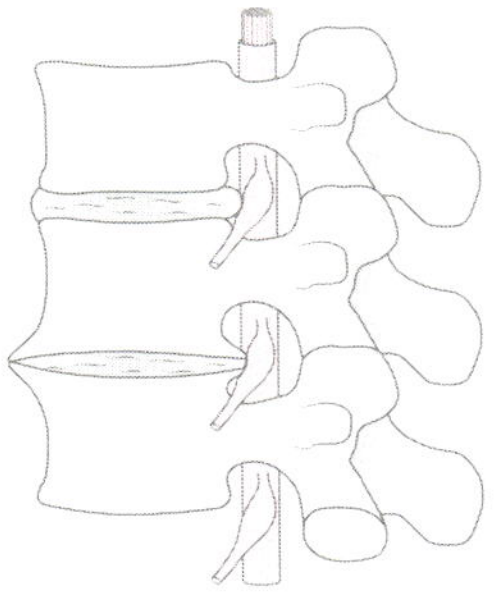

腰椎のX線では第４、５腰椎間と第５腰椎、第１仙椎《せんつい》間の椎間板に軽度狭小化がみられ、同部に骨棘の形成がみられた

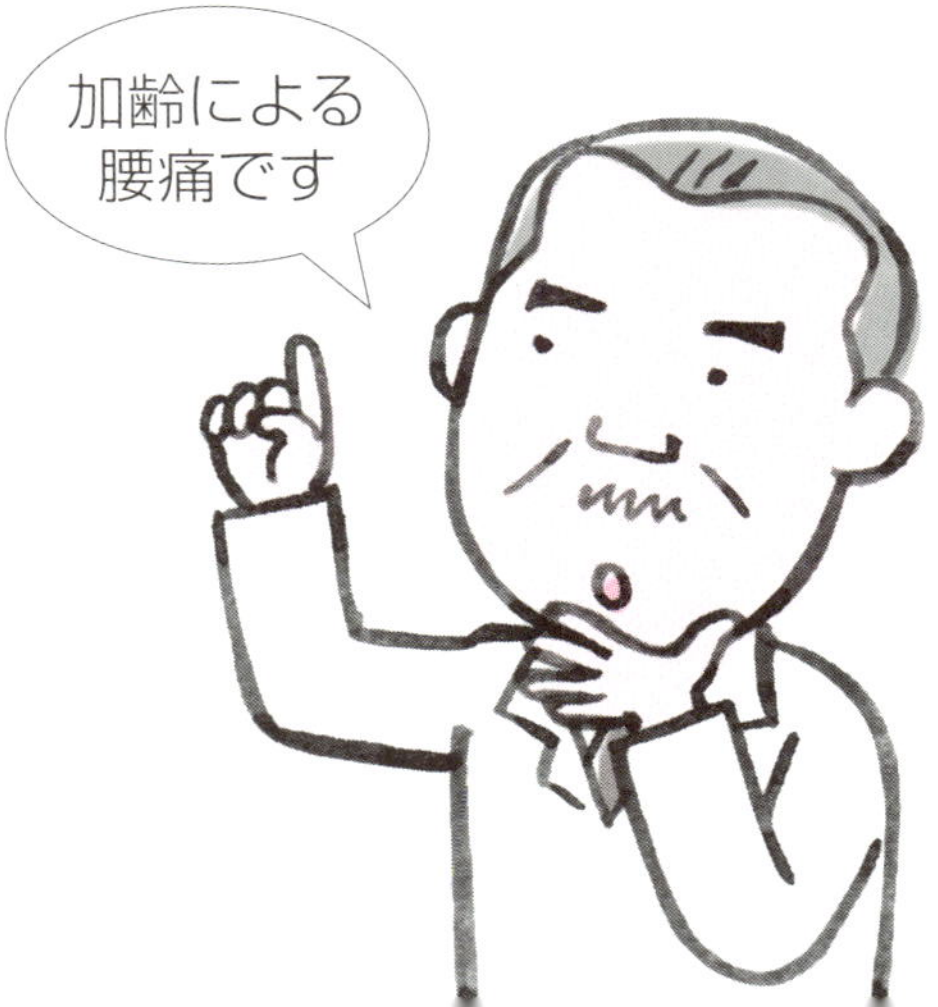

まず、おこなったこと

「ゆっくり体操」を

神経学的には異常のない、「普通の腰痛」であることを説明し、X線でみられる椎間板の狭小化と骨棘は腰痛のない人にもある一種の「加齢現象」であることを話し、少しずつ動かすことと、背骨を支える筋肉を強くする必要があることを説明した。

「ゆっくり体操」を実地指導し、自宅でしばらくの間、朝・晩実行するように話した。

その後の経過

1ヵ月後

腰の重みは軽減。そこで腹筋体操（標準タイプ）を新たに指導、説明し、今後、体操を続けることと、食事に気をつけて、できれば体重を減らす努力をするように話した。

腹筋（標準タイプ）

3ヵ月後

体操は毎日やっている。電車で立っているのが、前ほどつらくないという。友人にすすめられて、ヨガ教室に週1回通っているそうだ。

半年後

「もうすっかりよくなった気がする。体操はこれからもずっとやるつもり」でも「体重は変わらない」と笑っていた。

ひざ抱え体操 ＋ 前後屈体操

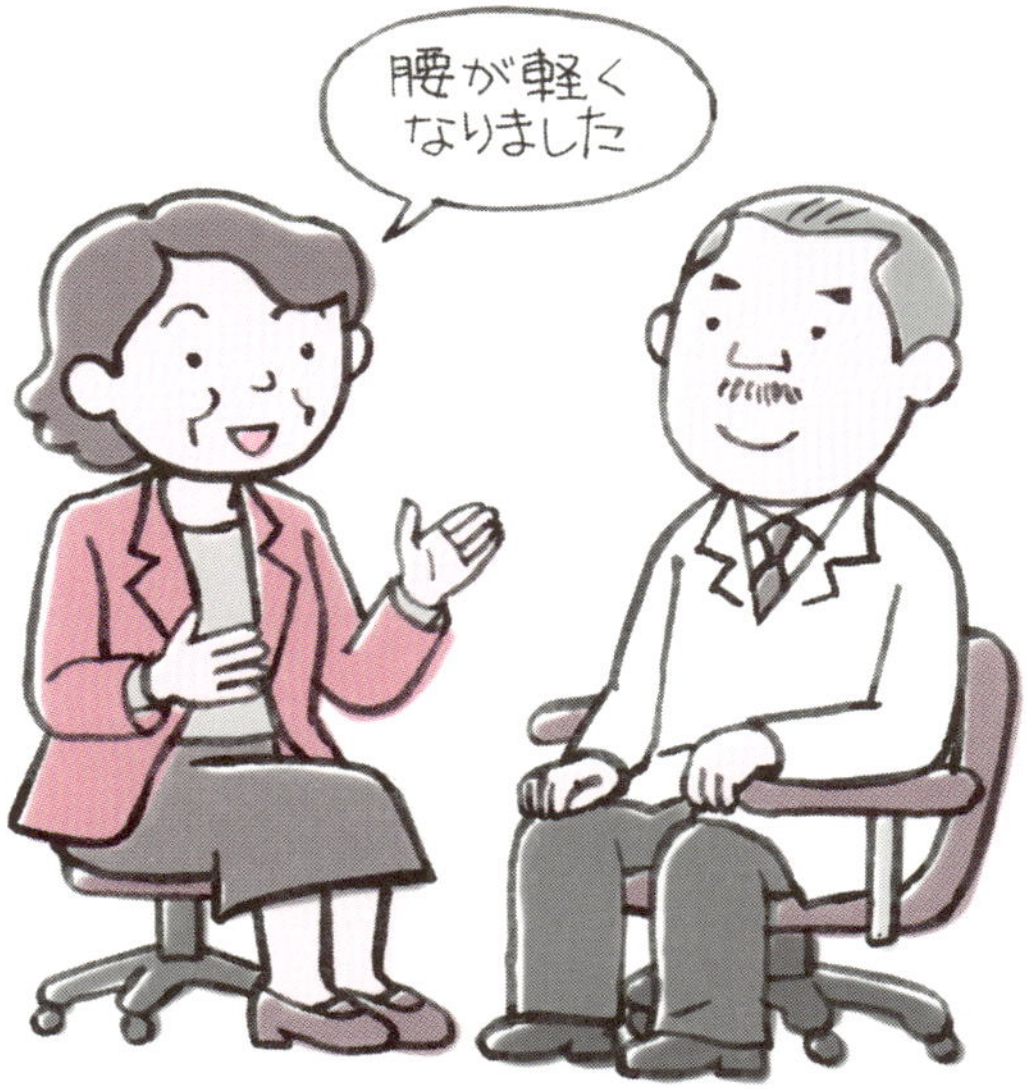

腰の痛みが軽くなった気がするという

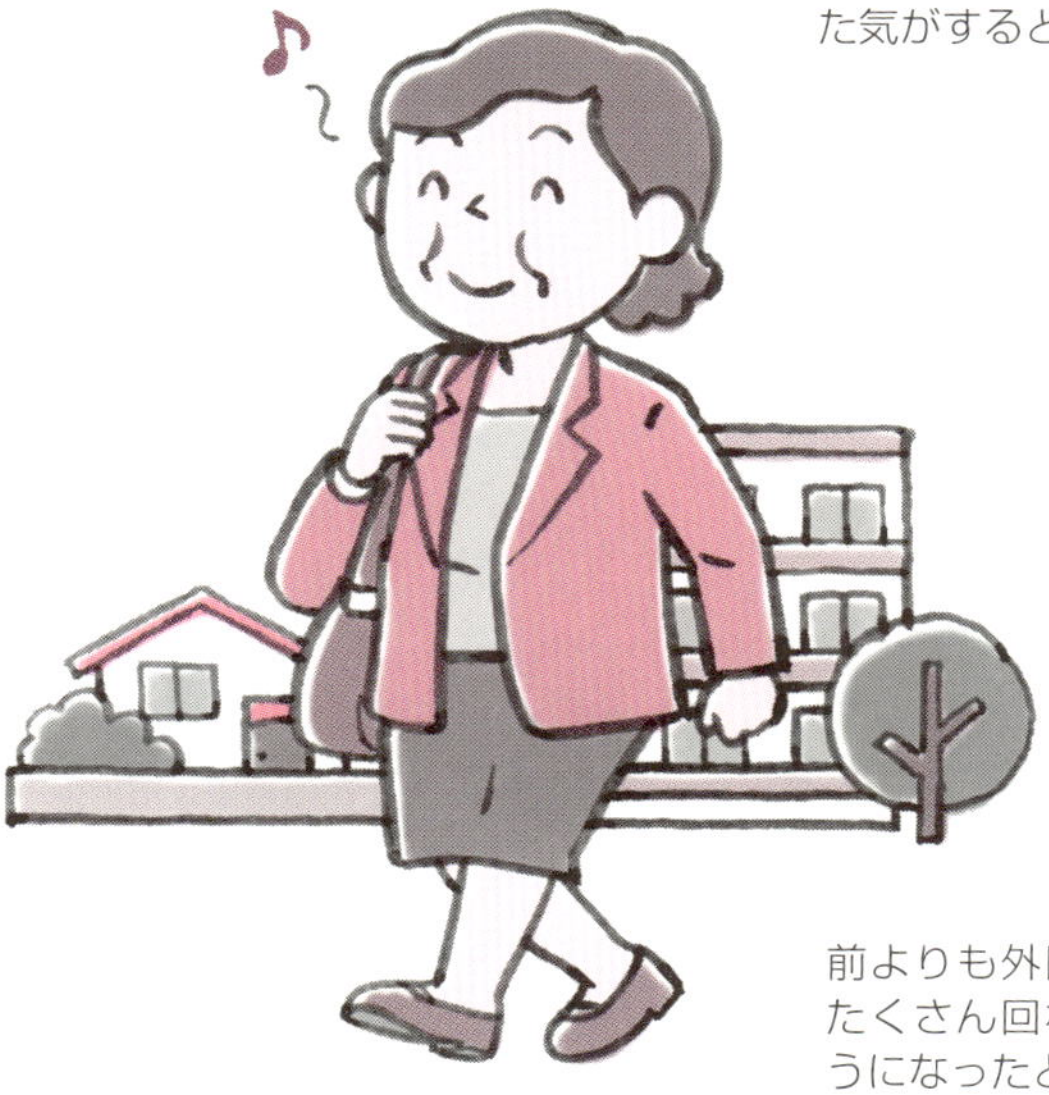

前よりも外回りでたくさん回れるようになったという

実例４　Dさん

62歳、女性、
主婦、
155cm、46kg

検査では「異常なし」と言われつづけ

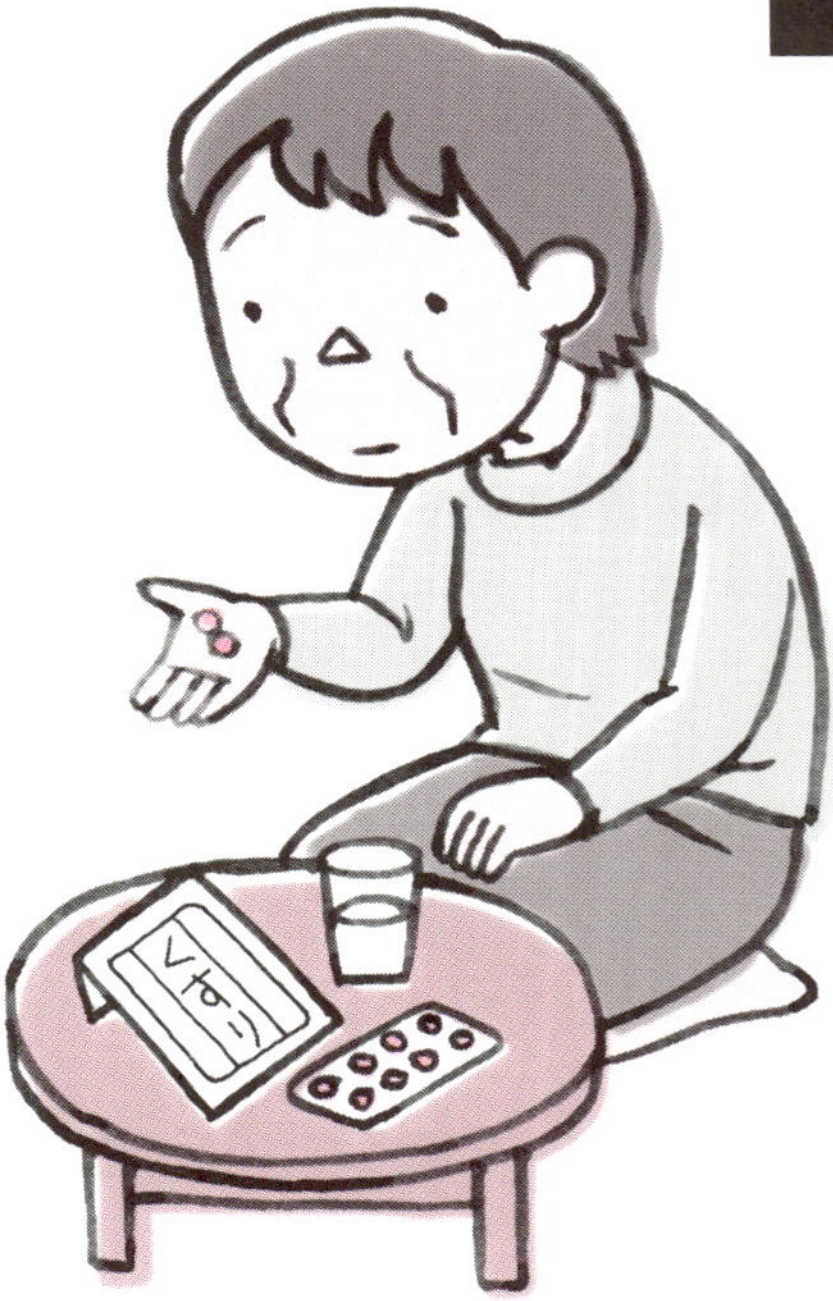

症状（Dさんの訴え）

骨を強くする薬を飲んでいた

「40代半ばから腰痛があり、病院もときどき受診しました。でも、Ｘ線写真を撮って、『異常ない』と言われて、薬を出されるだけ。ですからこの10年くらいは行ってません。ただ、健康診断で骨粗しょう症と診断されたので、1週間に1回『骨を強くする薬』を飲んでいます」

診察

骨量の測定をもう一度

ほっそりした体形で、背筋、腹筋、臀筋は細く弱い。背骨の可動域は正常で、動かしての痛みはない。ただ、姿勢はやや猫背ぎみ。腰部、臀部、下肢坐骨神経には圧痛はなく、下肢の知覚と筋力は正常。

Ｘ線では腰椎、胸椎《きょうつい》の骨陰影《こついんえい》はやや薄い。第３、第４の腰椎に軽度の骨棘が見られた。椎間板の厚さは異常なし。

健診での骨粗しょう症の診断は前腕の骨量を計測した古い診断法なので、現在の標準的な方法であるデキサ法（P68参照）を次回の来院時に合わせて予約した。

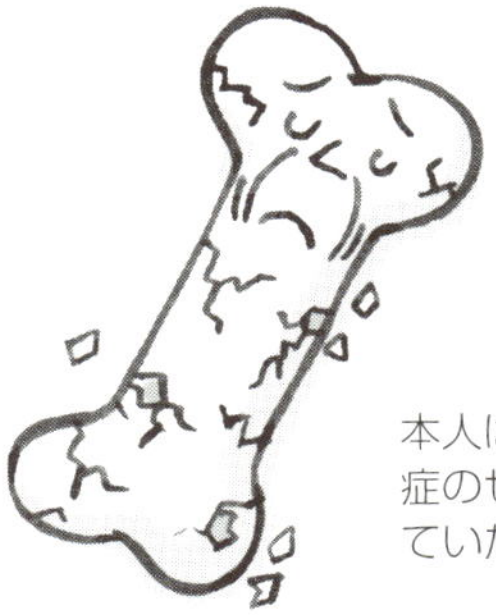

本人は骨粗しょう症のせいだと思っていた

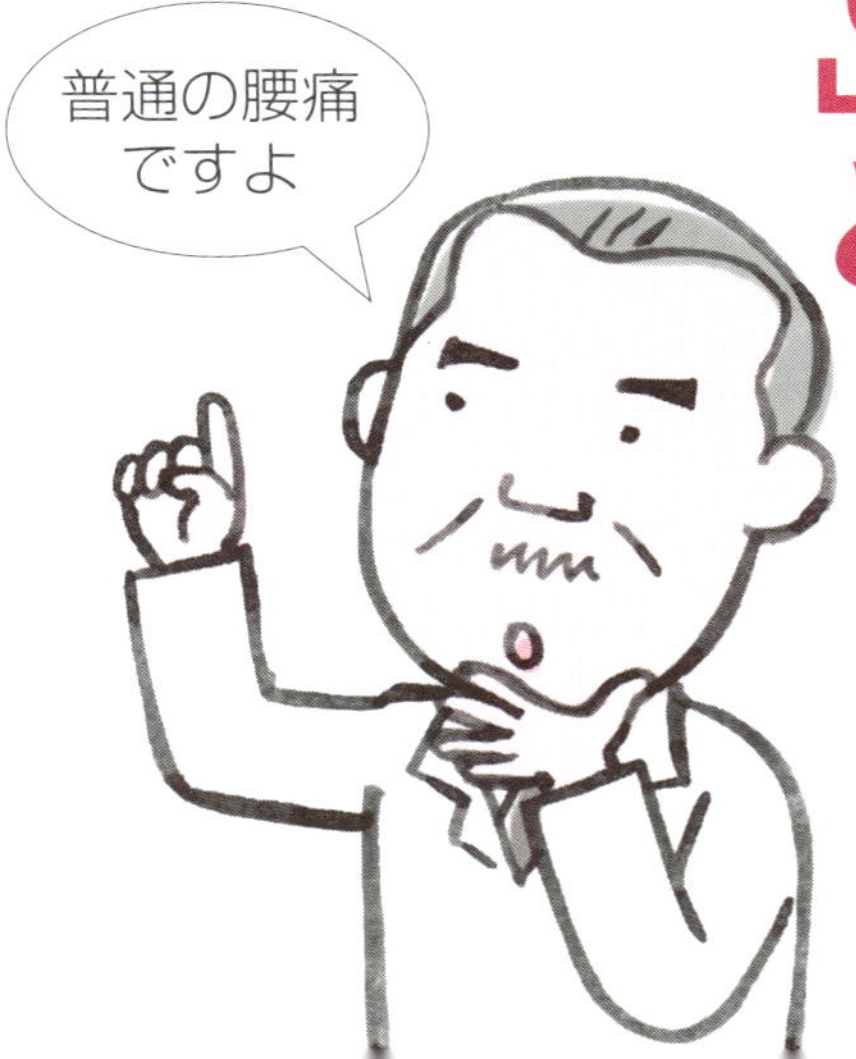

まず、おこなったこと

「ゆっくり体操」を

「普通の腰痛」であること、腰背筋が弱体化していることを説明し、「ゆっくり体操」を実地指導し、自宅で毎日２回おこなうように話した。

ひざ抱え体操 ＋ **前後屈体操**

その後の経過

再診時

「ゆっくり体操」はやっていたが、腰痛は同じくらいか少しよくなったかな、という程度だという。骨密度の結果は、「若年成人比較」で76%と軽い「骨量低下」だった。骨が弱いことじたいは腰痛の原因にはならないこと、現在服用中の骨粗しょう症の薬は必要ないことを説明。骨量低下に対して、活性化ビタミンＤを処方した。体操を続ける必要があることを話し、「ぶら下がり」も有効ですと紹介。

ぶら下がり体操

3ヵ月後

痛みはあまり感じなくなったという。体操はずっとやっていて、「ぶら下がり」も家のかもいにつかまってやっているが、手指が痛くなってせいぜい1分くらいとのこと。新たに、腹筋体操も紹介したが、できれば、趣味として、なにか別の運動を見つけて継続するとよいと話した。

腹筋（標準タイプ）

約1年後

もう腰痛はなく、友人にすすめられて女性専用のジムで一緒に筋トレを週1回続けているという。自宅での「体操」とジム通いはずっと続けるようにすすめた。

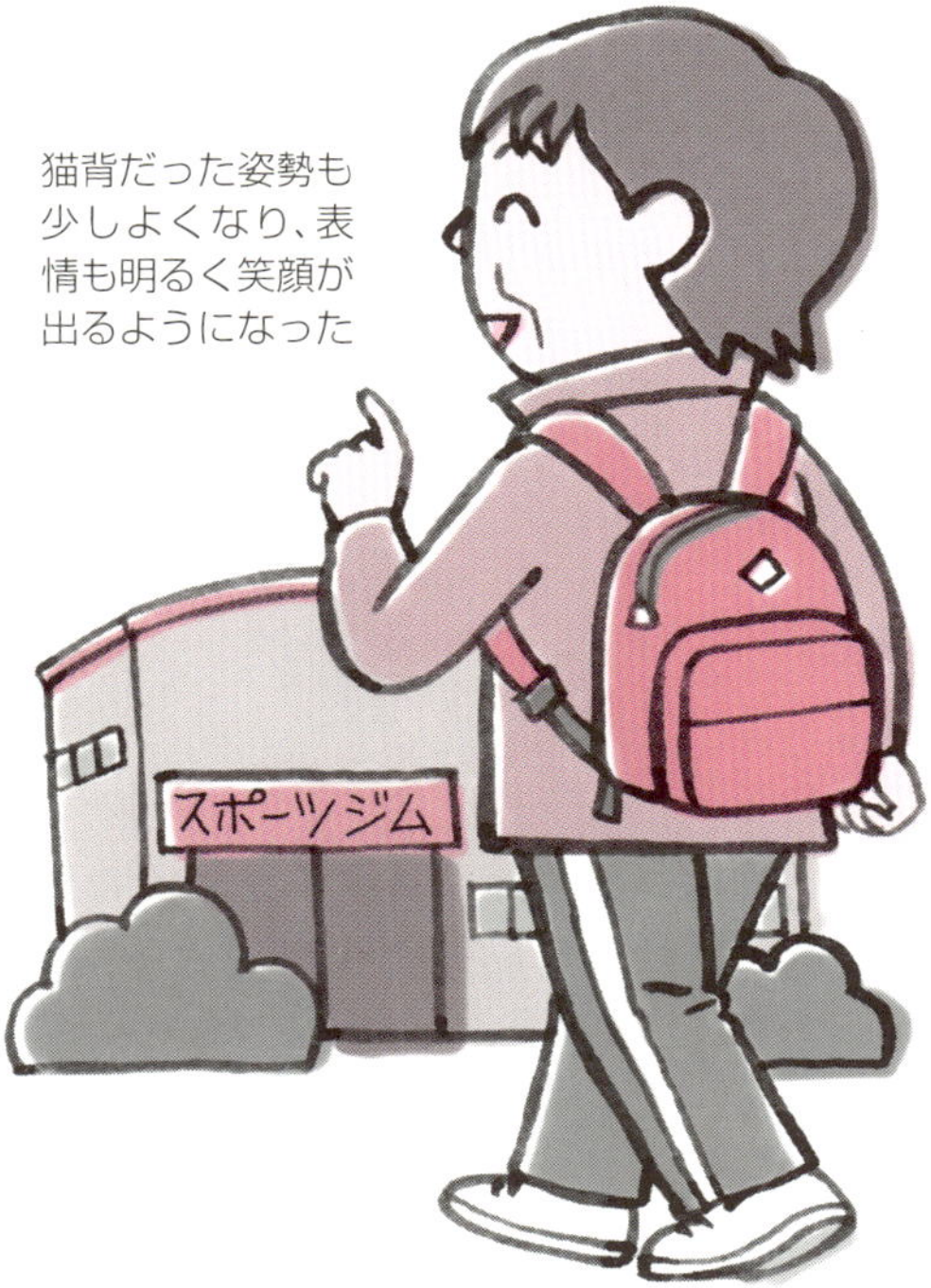
猫背だった姿勢も少しよくなり、表情も明るく笑顔が出るようになった
スポーツジム

実例5　Eさん

68歳、女性、
主婦、
161cm、62kg

腰痛バンドに頼っていたが

症状（Eさんの訴え）

椎間板がつぶれている？

「50代半ばから腰痛がありました。病院を受診したら、X線を撮られて、『椎間板がつぶれている。薬を出す』と言われ、薬をもらいました。しばらく通ったのですが、行くたびに薬を出されるだけ。薬は痛み止めとのことだったので、だんだん病院には行かなくなりました。友人からバンドがいいと言われて、それ以来、腰にバンドを巻いています」

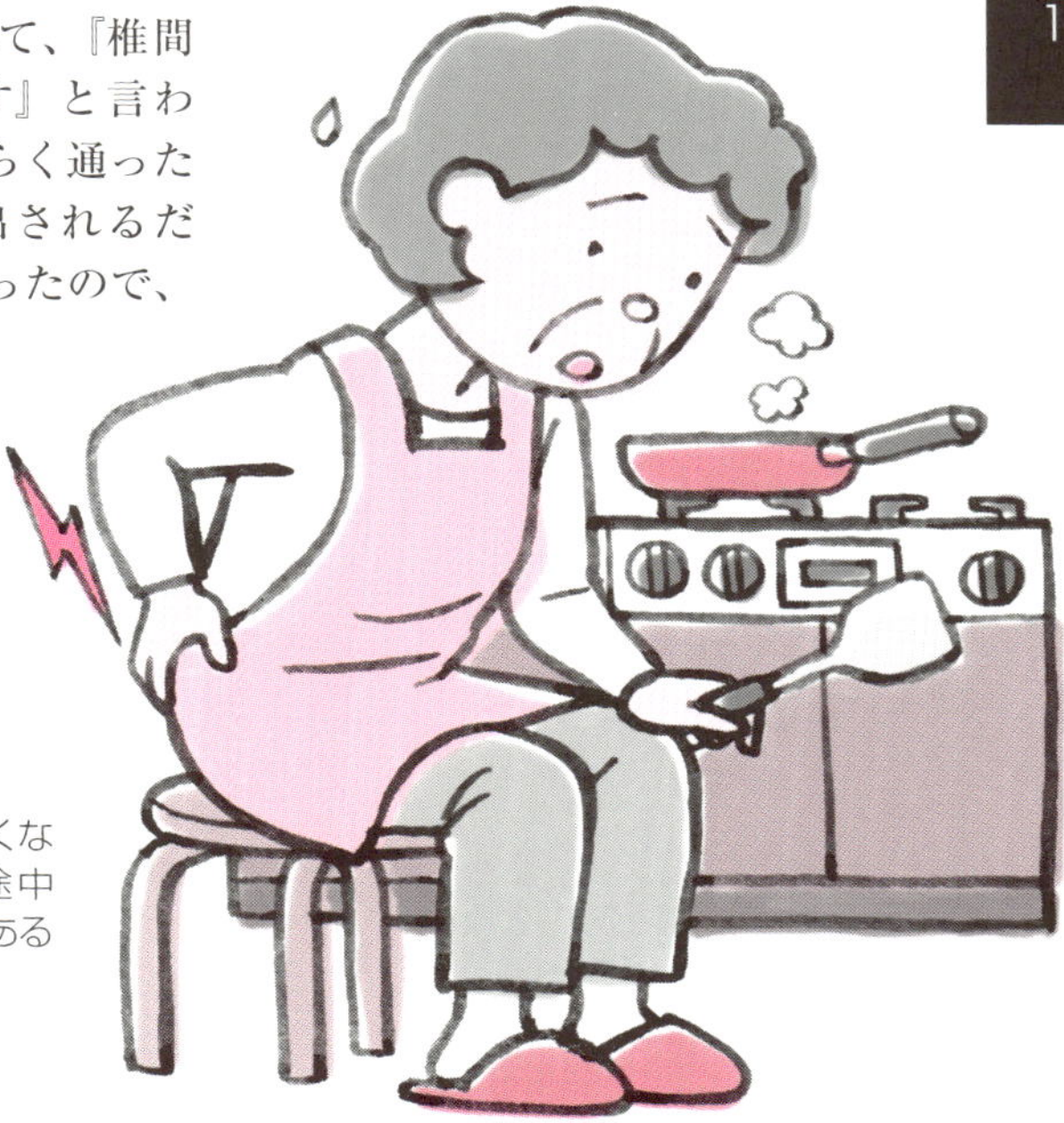

立っているとつらくなり、台所仕事の途中で腰かけることもあるとのこと

診察

6つの椎間板が薄いが

やや肥満ぎみで、やや猫背ぎみ。背骨が少し右に傾《かし》いでいる。背骨の可動域は前後ともに減少ぎみ。反ると少し痛みが出る。腰部、背部には圧痛なく、坐骨神経の圧痛もない。下肢の知覚、筋力は正常。X線写真では、第12胸椎《きょうつい》と第1腰椎の間の椎間板から、それ以下の第5腰椎と第1仙椎の間の椎間板まで6つの椎間板が全て正常の厚さの1/2から1/4くらいにつぶれていた。

X線では椎間板がつぶれていること、それが原因である可能性はあるが、腰痛が全くない人でも椎間板がつぶれている人はいるので断定はできないと話した。

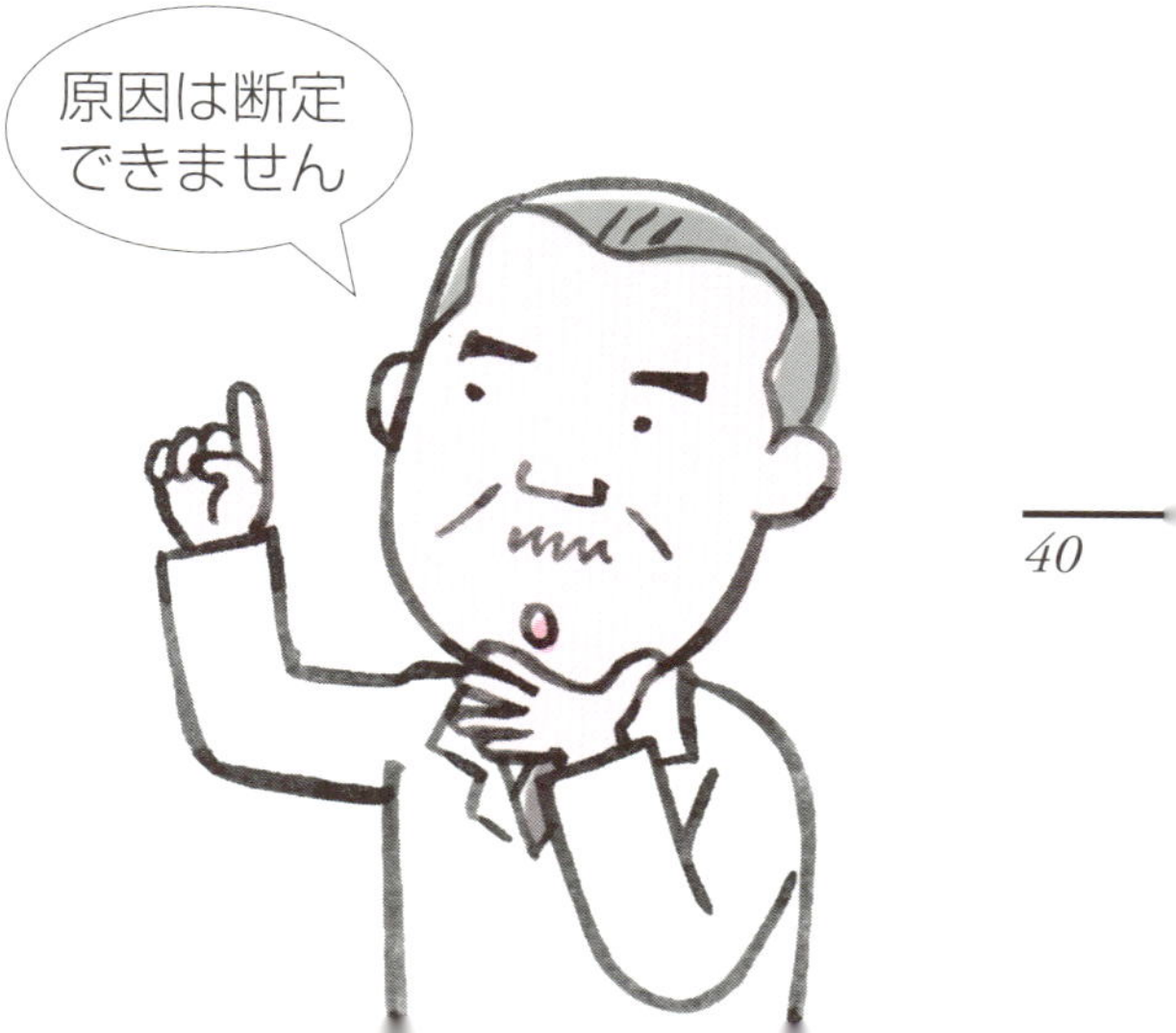

まず、おこなったこと

「ゆっくり体操」

腰痛の原因は特定できないが、痛くない方法で少しずつ体を動かすことで腰痛は克服できることを説明。まずは、「ゆっくり体操」を、毎日2回おこなってほしいと話した。

ひざ抱え体操 ＋ **前後屈体操**

その後の経過

1ヵ月後

かなりよくなったと明るい表情で話していた。「腹筋体操（標準タイプ）」と「つかまり足ぶみ」も実地指導した。

腹筋（標準タイプ） ＋ **つかまり足ぶみ**

6ヵ月後

すっかりよくなったような気がする、バンドはもうやっていない。友人からすすめられた自《じ》彊術《きょうじゅつ》をやりはじめたという。「ゆっくり体操」や今やっている運動をずっと継続していけば大丈夫なので、もう通院はしなくてよいと話した。

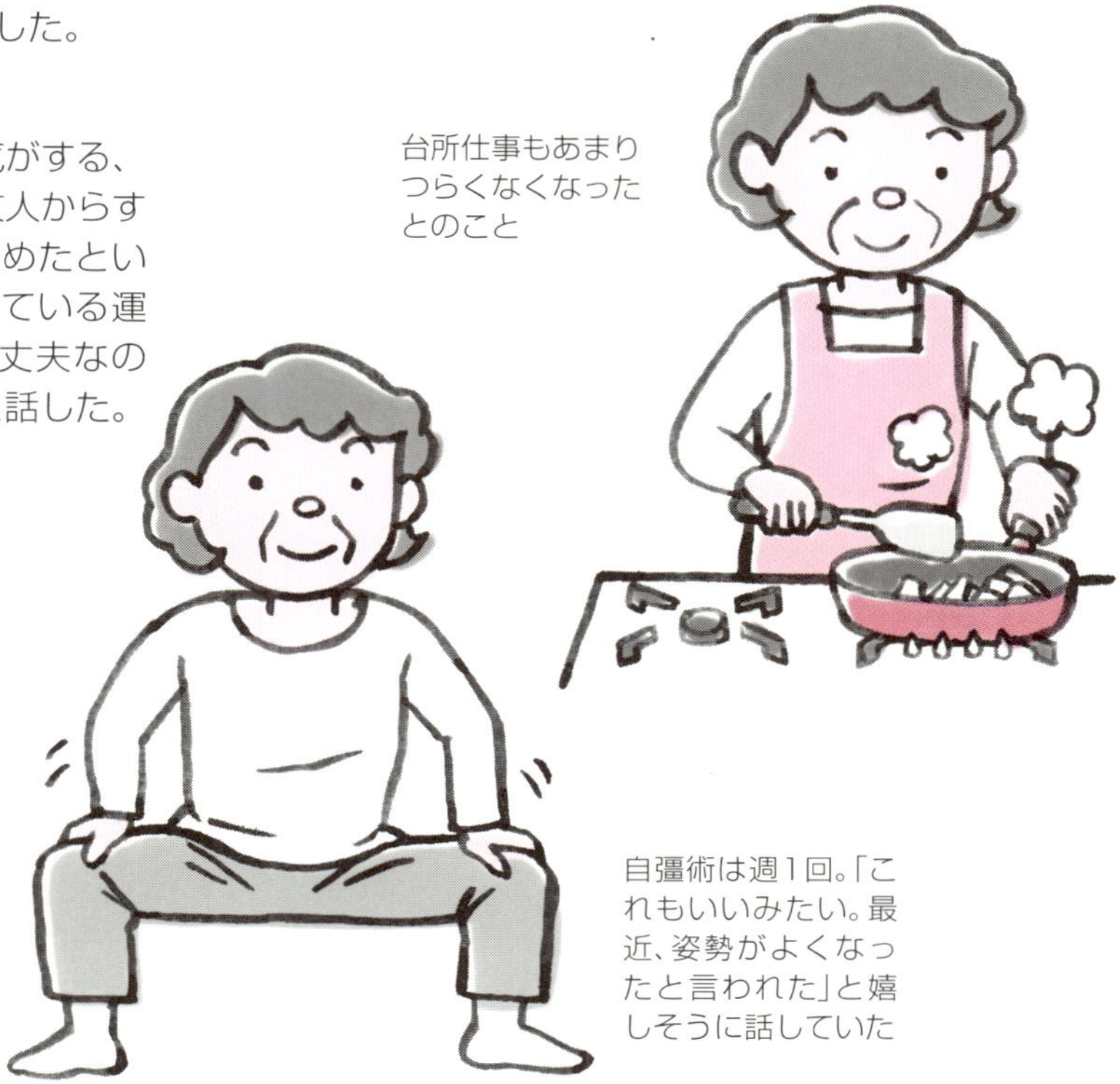
台所仕事もあまりつらくなくなったとのこと
自彊術は週1回。「これもいいみたい。最近、姿勢がよくなったと言われた」と嬉しそうに話していた

実例6 Fさん

76歳、女性、
主婦、
151cm、43kg

骨粗しょう症からきた腰痛にも

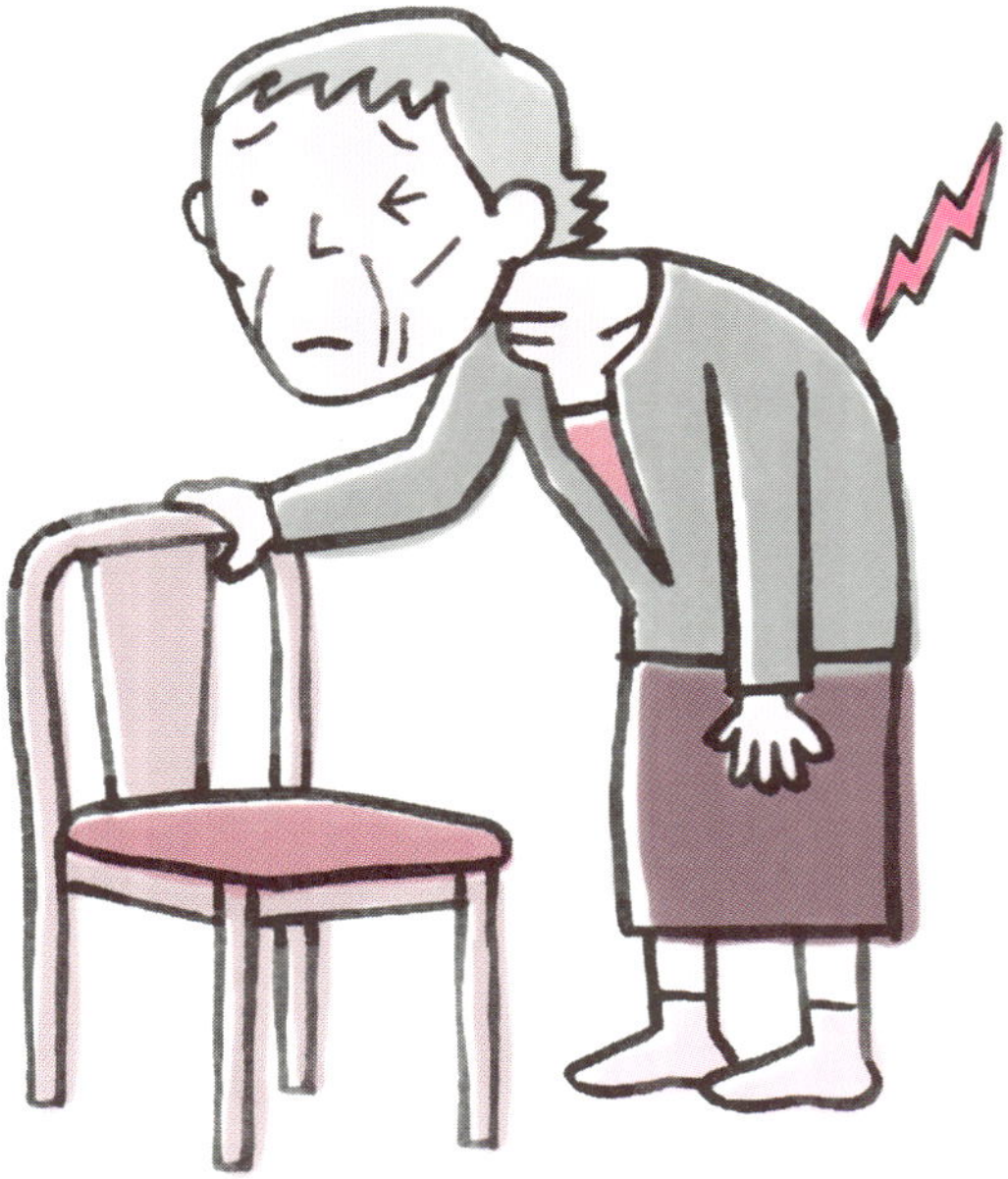

症状（Fさんの訴え）

背中が丸くなって

「60代後半から腰痛があります。コレステロールが高くて通っている内科で『骨粗しょう症』が原因ということで、骨を強くする薬を週1回服用しています。背中は50代半ばから自然に少しずつ丸くなってきました」

診察

圧迫骨折はあるが

体形はやせぎすで、姿勢は中等度の円背《えんぱい》（猫背）で背が丸い。腰かけていたり歩いていると、肋骨《ろっこつ》の下のおなかが苦しくなってくるとのこと。

背骨の動きでは、前屈はよいが後屈が制限され、痛みはないが背中が少し苦しくなるという。背骨や傍脊柱筋に圧痛はない。臀筋や、下肢坐骨神経に圧痛はない。下肢の知覚、筋力に異常はない。

X線写真では、第11・12胸椎が著明な圧迫骨折変形をきたしており、第1・2腰椎も中等度の圧迫変形をきたしていた。

背骨には確かにかなりの骨粗しょう症があり、複数の背骨が圧迫骨折を起こしている。

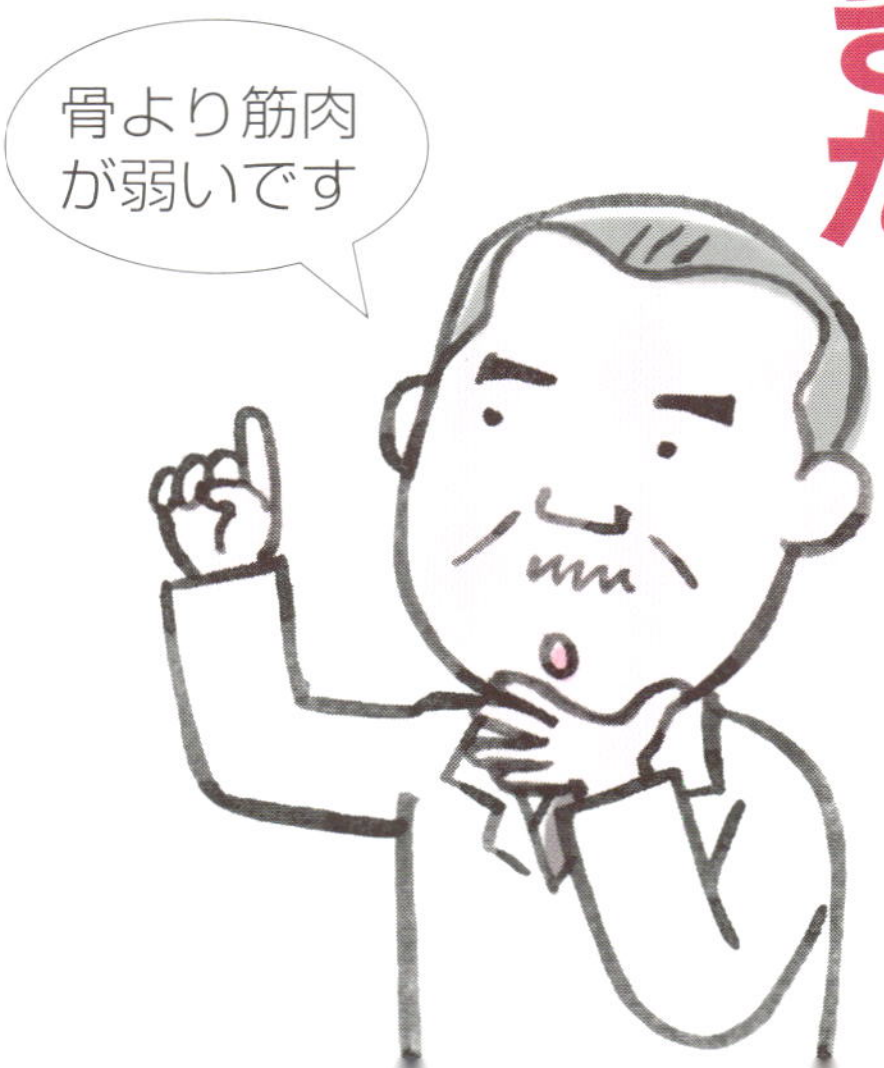

まず、おこなったこと

「ゆっくり体操」に加えて

　圧迫骨折が直接痛みの原因ではなく、背骨を支える筋肉が弱いことが主な原因であり、またそれが骨折の誘因にもなっていることを説明した。少しずつ体を積極的に動かして、体を支える筋肉を強くしていくことが重要であると話した。まず、「ゆっくり体操」と「つかまり足ぶみ」を実地指導し、1日2回やるように話した。

ひざ抱え体操 ＋ **前後屈体操**

つかまり足ぶみ

薬は継続

　以前から飲んでいる骨粗しょう症の薬は継続するよう処方した。また、骨密度を正確に検査するためにデキサ法を次回診察に合わせて予約した。

内服薬（骨粗しょう症）

その後の経過

1ヵ月後

「体操は毎日やっていた、少し体がしっかりした感じがする」という。骨密度検査の結果では、若年成人比較で58%とかなり進行した骨粗しょう症であることが確認できた。内服薬に加えて、骨粗しょう症治療の注射をできれば週1回開始することにした。腹筋体操も実地指導した。

注射（骨粗しょう症）

腹筋（穏やかタイプ）

半年後

「体が以前よりはしゃんとしてきた気がする、つかまり足ぶみも2セットずつやっている、おなかの苦しさが楽になってきた」とのこと。現在も骨粗しょう症の治療のために、1～2週間に1回通院している。

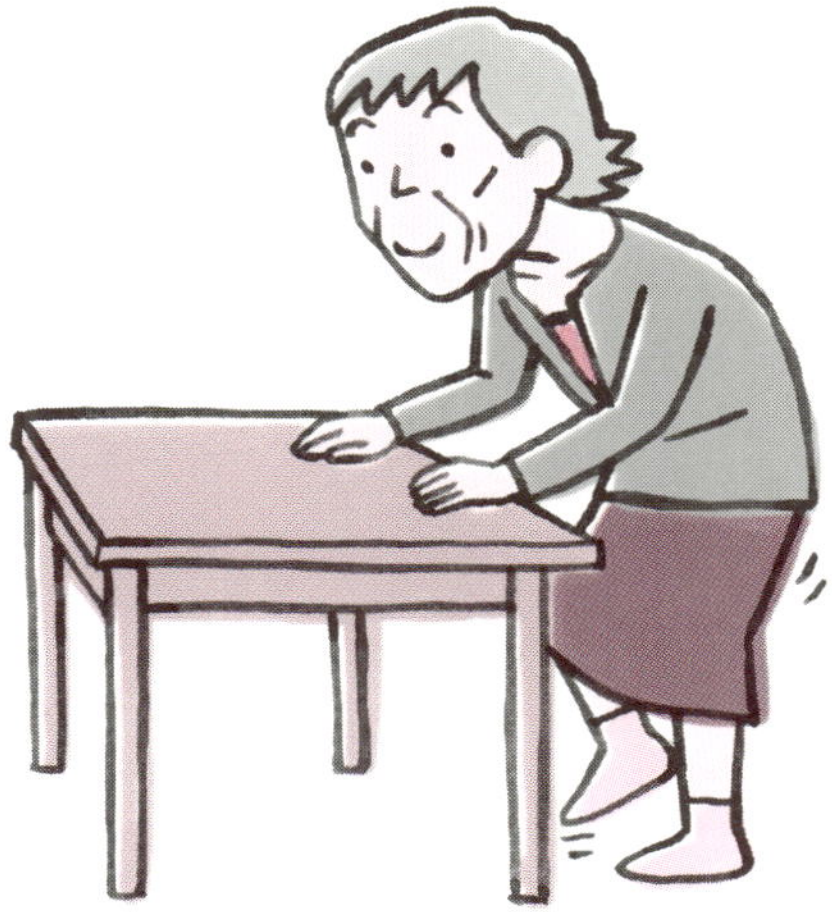

猫背が改善。体がしっかりしてきた

COLUMN

朝目覚めたときに
もっとも痛みが強いのは

起床時に腰がこわばり重いのは理由がある

　腰痛がなくても、朝、起き抜けのとき、腰がこわばる、重い、と感じることがあるでしょう。腰痛がある人では、特にこの傾向は顕著です。

　これは、就寝中に背骨を動かさないために、背骨とそれを支える背筋、臀筋、そしてハムストリングスが固くなって（柔軟でなくなって）いるからです。

　寝ている間、それらの筋肉への血流が減少していたことも、こわばりなどの理由です。

　起きてから、しばらく動かしている間に自然にこわばりがとれてきます。これは、動かすことで血流が回復してくるからです。

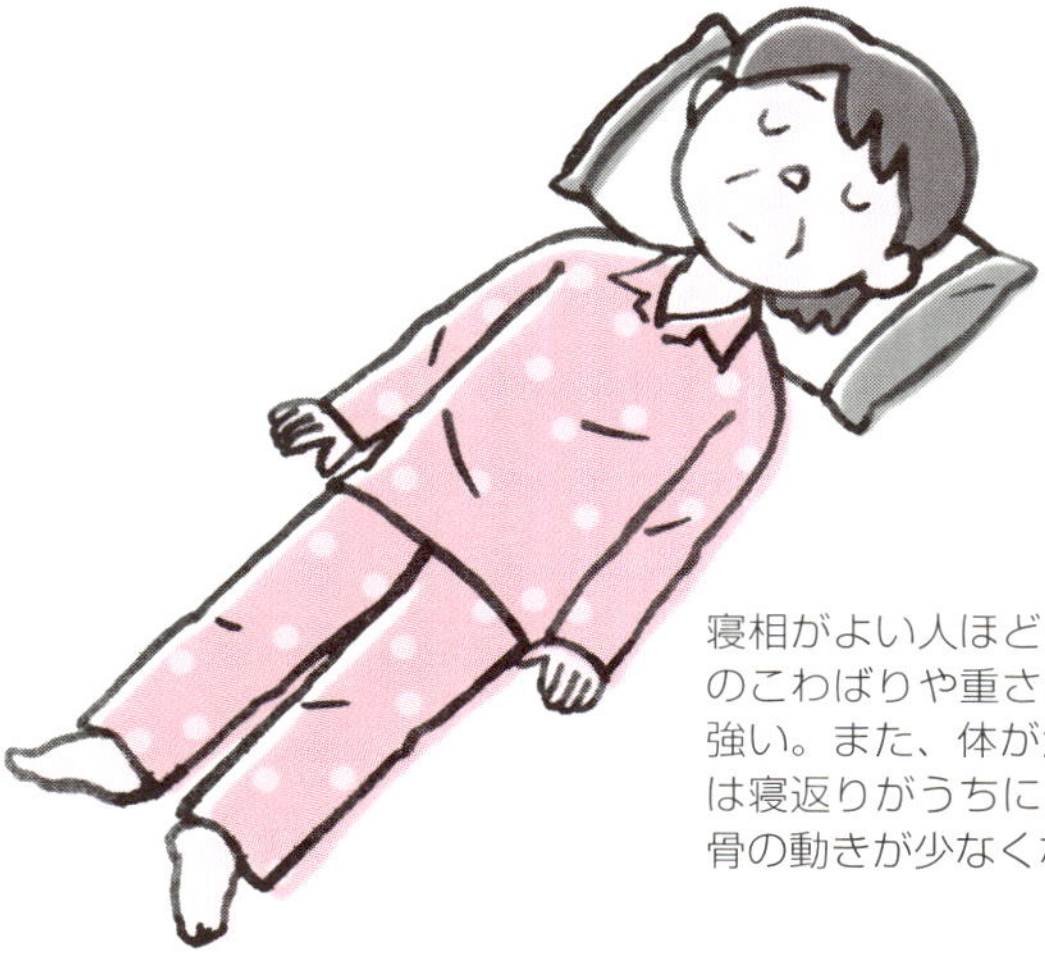

寝相がよい人ほど、起床時のこわばりや重さ、痛みが強い。また、体が沈む寝具は寝返りがうちにくく、背骨の動きが少なくなる

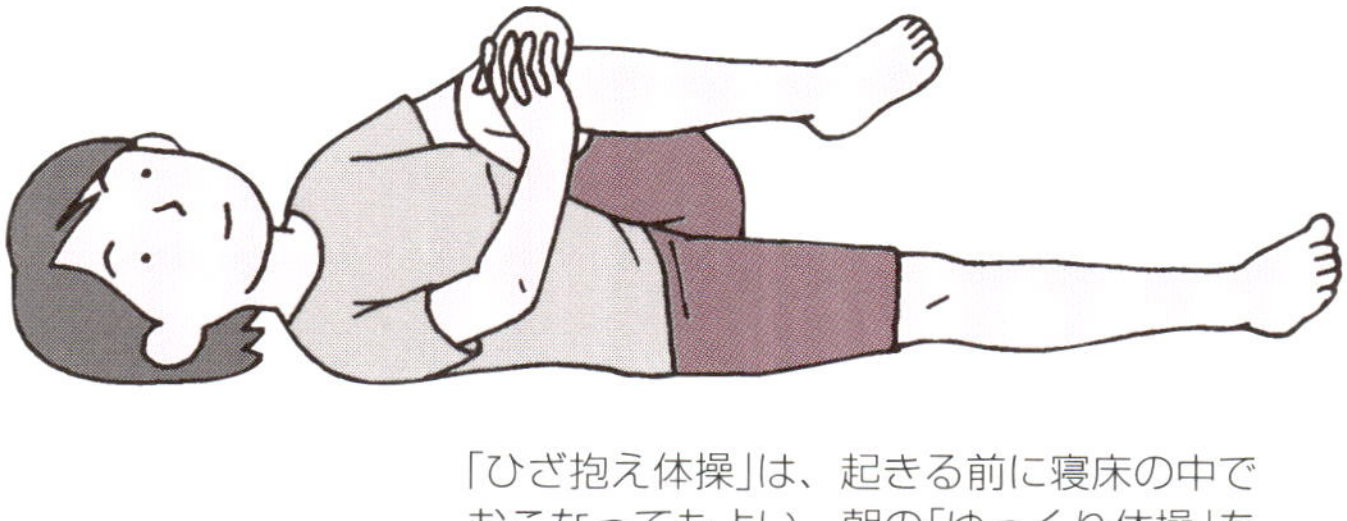

「ひざ抱え体操」は、起きる前に寝床の中でおこなってもよい。朝の「ゆっくり体操」をおこなううちに、痛みがやわらいでくる

2
認知行動療法的に心をほぐす

腰の痛みが続いたり、再発したりする背景には
なにがあるのでしょうか。
多くの場合、特別な検査をしても異常は見当たりません。
じつは、そこに心、気持ちの問題が
かかわっていることがわかってきました。

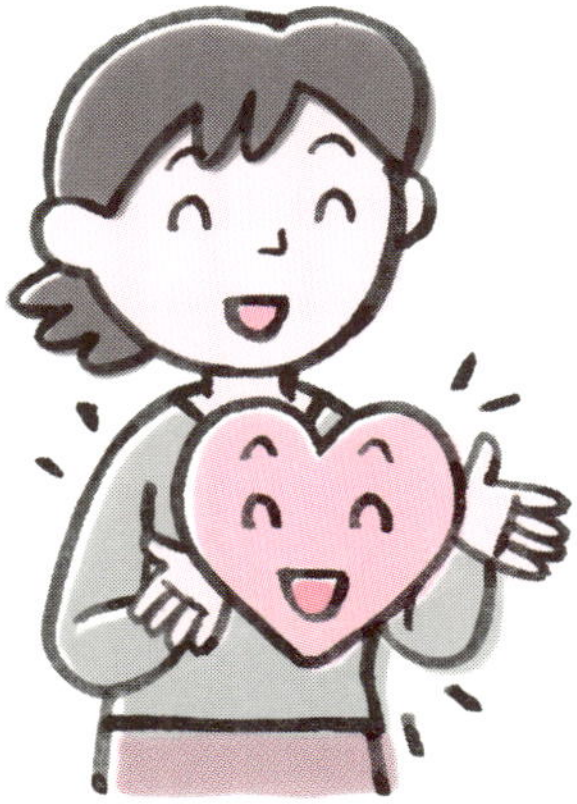

経過

ほぼ半数の人が慢性化してしまう

腰痛が起こった人のうち、およそ半数の人が慢性化してしまいます。以前は、その原因が充分にはわかっていませんでした。しかし、この一五年間くらいの医学研究の結果、徐々に解明されてきたのです。

慢性化への道

腰痛が起こった人のうち、およそ半数が慢性化してしまいます。その経過をみてみましょう。

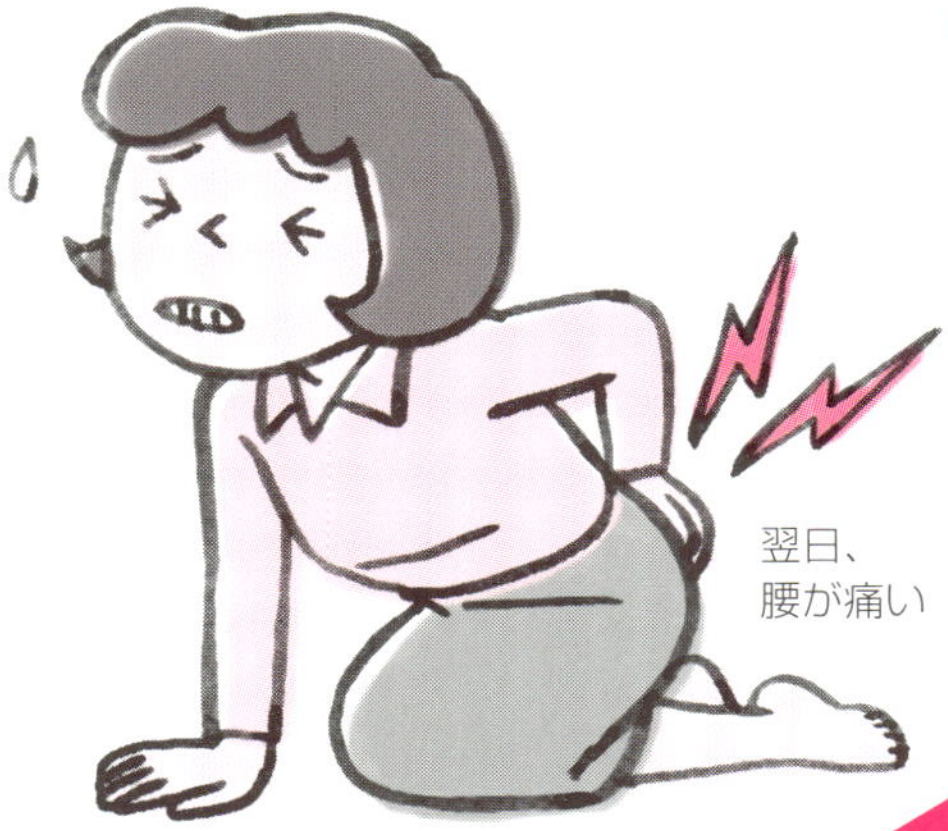

翌日、
腰が痛い

1 きっかけ

日常生活を送っていれば、なんらかの仕事や動作で腰をひねったり、疲れがたまったりすることはいくらでもありえます。

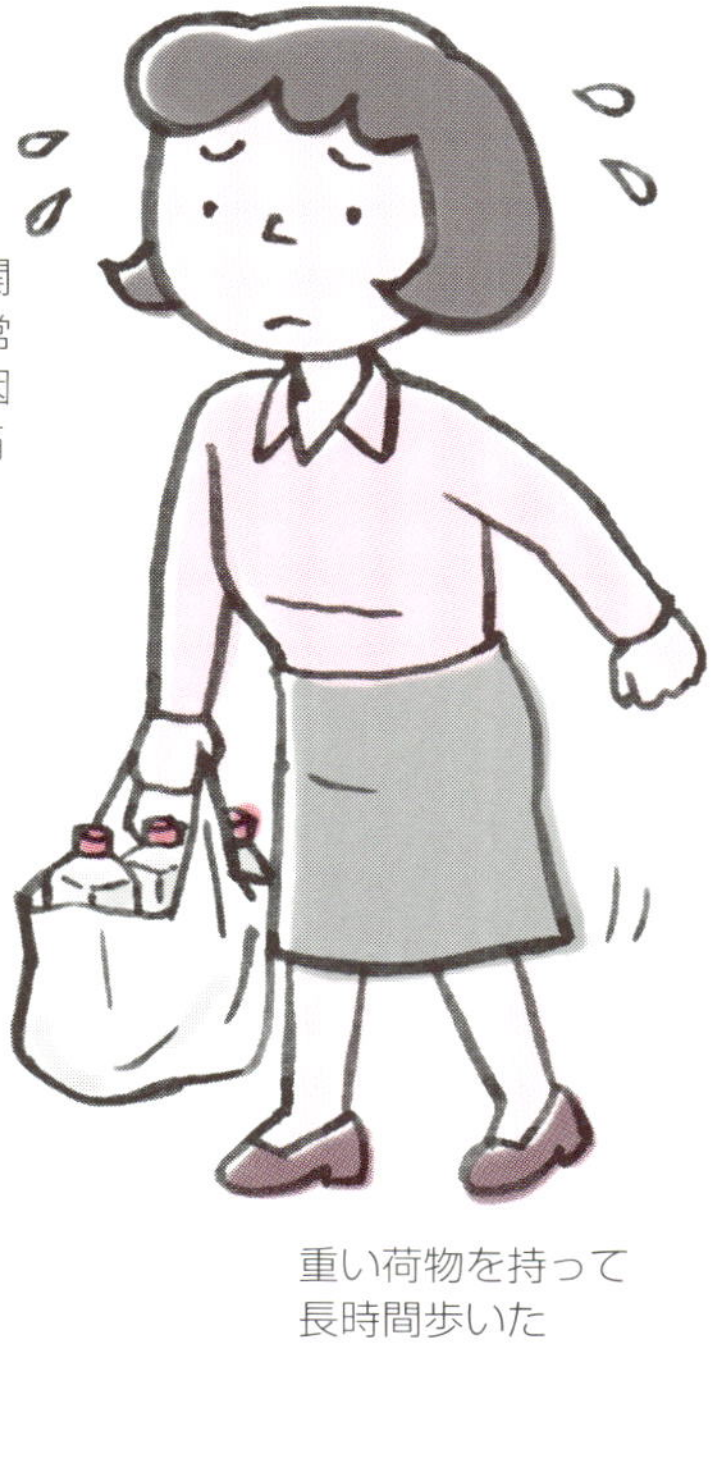

重い荷物を持って
長時間歩いた

2 腰痛が起こる

腰痛の原因（概算）

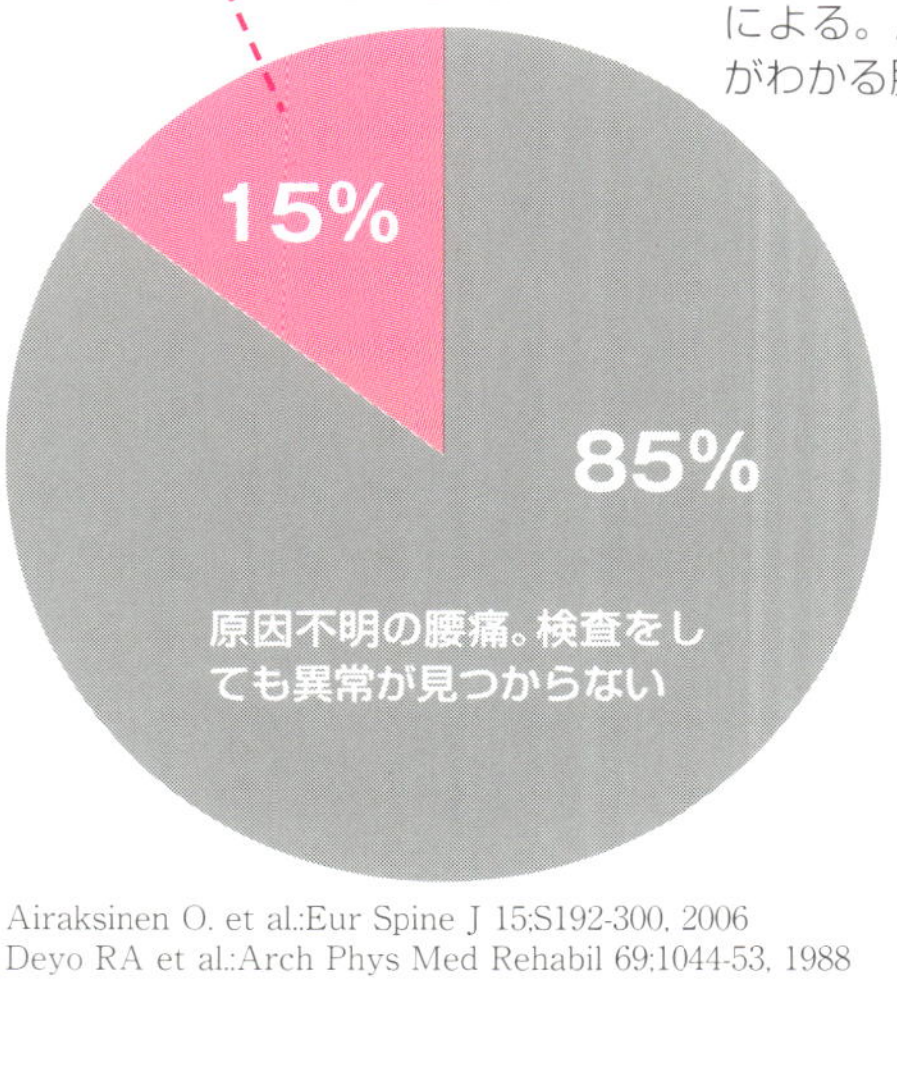

骨、筋肉、関節などの異常による。原因がわかる腰痛
15%
85%
原因不明の腰痛。検査をしても異常が見つからない

Airaksinen O. et al.:Eur Spine J 15;S192-300, 2006
Deyo RA et al.:Arch Phys Med Rehabil 69;1044-53, 1988

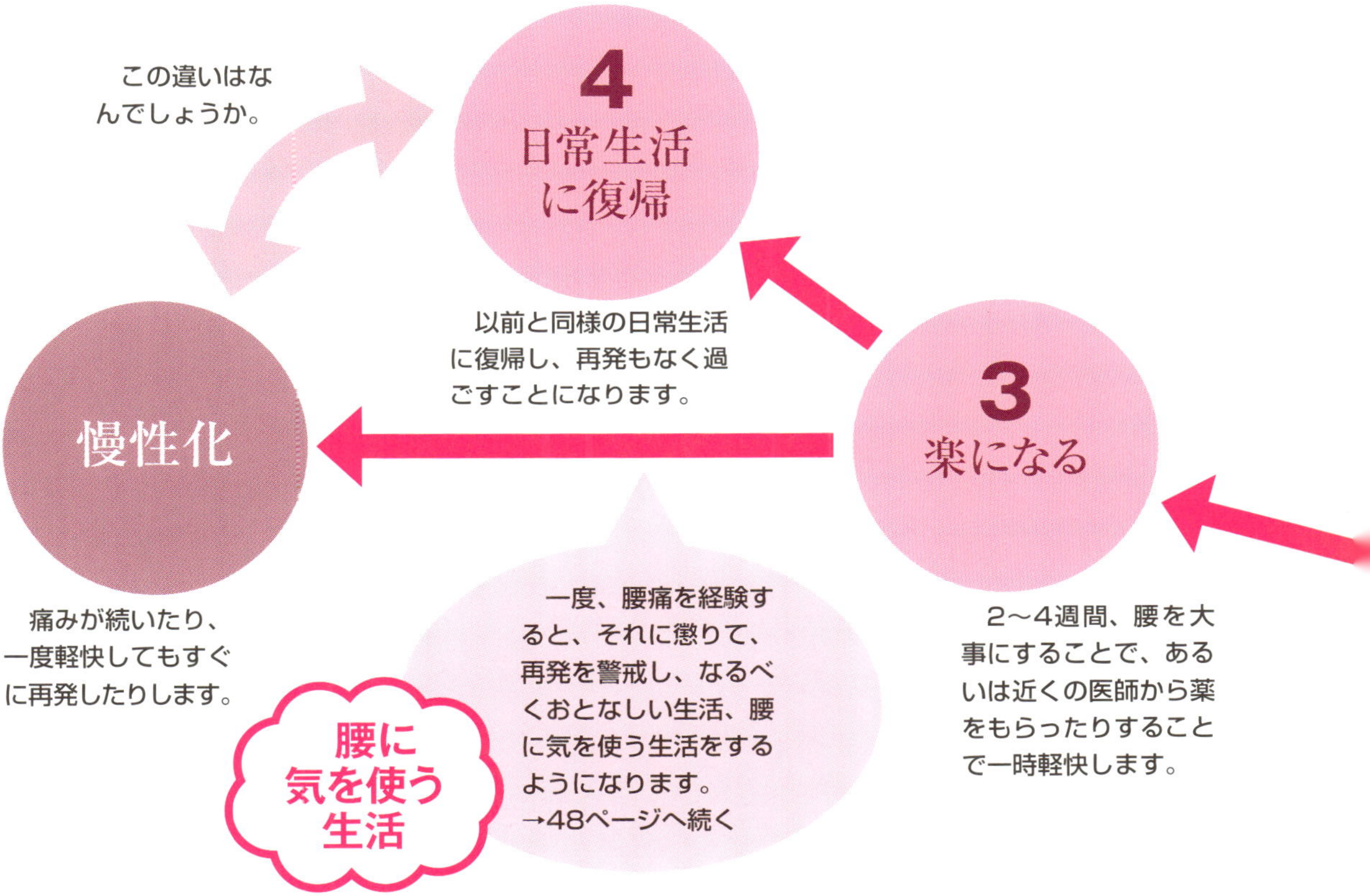

だれでも腰痛を起こすことはある

腰痛はよくある症状です。わが国では腰痛を訴える人の数は、男性では第一位、女性では肩こりに次いで第二位になっています。人数でいうと、二八〇〇万人*もいるといわれています。

腰痛は長時間の立ち仕事、重い物を持った、長時間同じ姿勢を続けた、などで症状が出やすくなります。

一時的に痛みが出ても、しばらくすると回復します。しかし、慢性化する人も多いのです。

多くは腰椎などに異常はない

慢性腰痛では、多くの場合、詳しい検査（CTやMRI、血液検査など）をおこなっても、背骨に特別な異常は見当たりません。

では、なぜ慢性化して腰痛に悩むようになるのでしょうか。それがわかれば、慢性化に至らずに治すことができるはずです。

＊平成25年／国民生活基礎調査

慢性化の原因

「痛みへの不安」から動かなくなる

慢性腰痛の原因は長く不明でしたが、最近わかってきたことがあります。それは、心、気持ちの問題です。痛みへの不安から、腰を大事にしすぎて、動かない生活になることが大きな原因なのです。

悪循環に陥る

腰が痛いから動かない、動かないから筋肉が固まって痛みが起きやすくなる。この悪循環によって慢性化から抜け出せなくなっています。

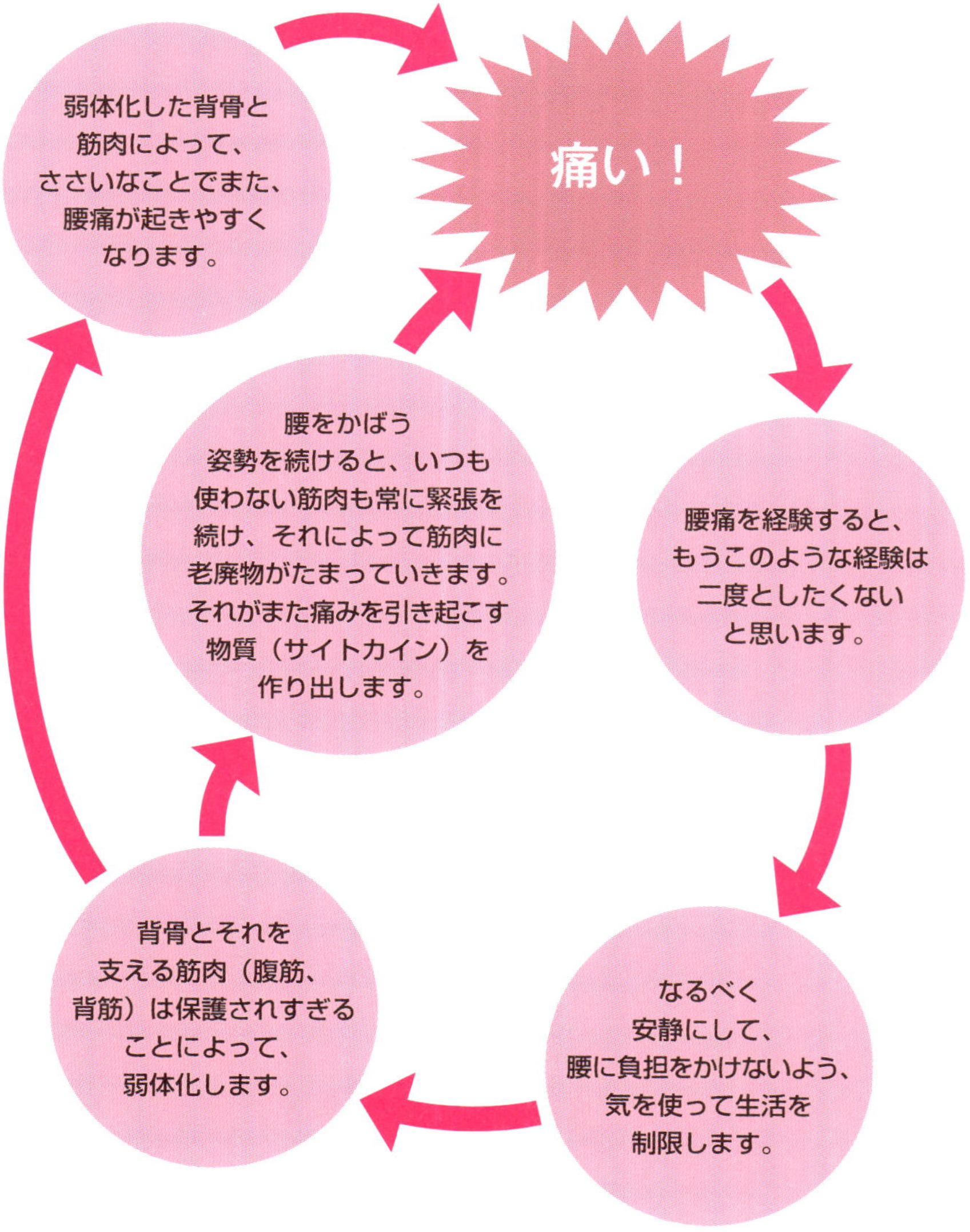

痛い！

腰痛を経験すると、もうこのような経験は二度としたくないと思います。

なるべく安静にして、腰に負担をかけないよう、気を使って生活を制限します。

背骨とそれを支える筋肉（腹筋、背筋）は保護されすぎることによって、弱体化します。

弱体化した背骨と筋肉によって、ささいなことでまた、腰痛が起きやすくなります。

腰をかばう姿勢を続けると、いつも使わない筋肉も常に緊張を続け、それによって筋肉に老廃物がたまっていきます。それがまた痛みを引き起こす物質（サイトカイン）を作り出します。

腰を大事にすることがかえって痛みをまねく

腰痛が起これば、だれでも腰を使わないように腰をかばって安静にし、痛みが治まるまで待つようになります。

しかし、痛みがなくなった後も、痛みが再発する不安感はぬぐえません。腰痛が起こるのを回避しようとする気持ちが無意識のうちに、頭に染み込んでしまう場合があります。すると、そのおびえや不安感が、動きや行動を過度に制限してしまうのです。

そうなると、自然に体をかばうために運動不足になり、背骨を支える筋肉は徐々に衰えてしまいます（廃《はい》用《よう》性《せい》萎《い》縮《しゅく》）。ちょっとした腰への負担に対して、ますます腰は弱く、無防備になってしまう悪循環に陥ります。

そこで、頭にとりついたおびえ、不安を取り除くことが治療の中心になります。最近の研究では、慢性腰痛の原因は体の問題以上にこの心の問題がより大きいことがわかってきました。

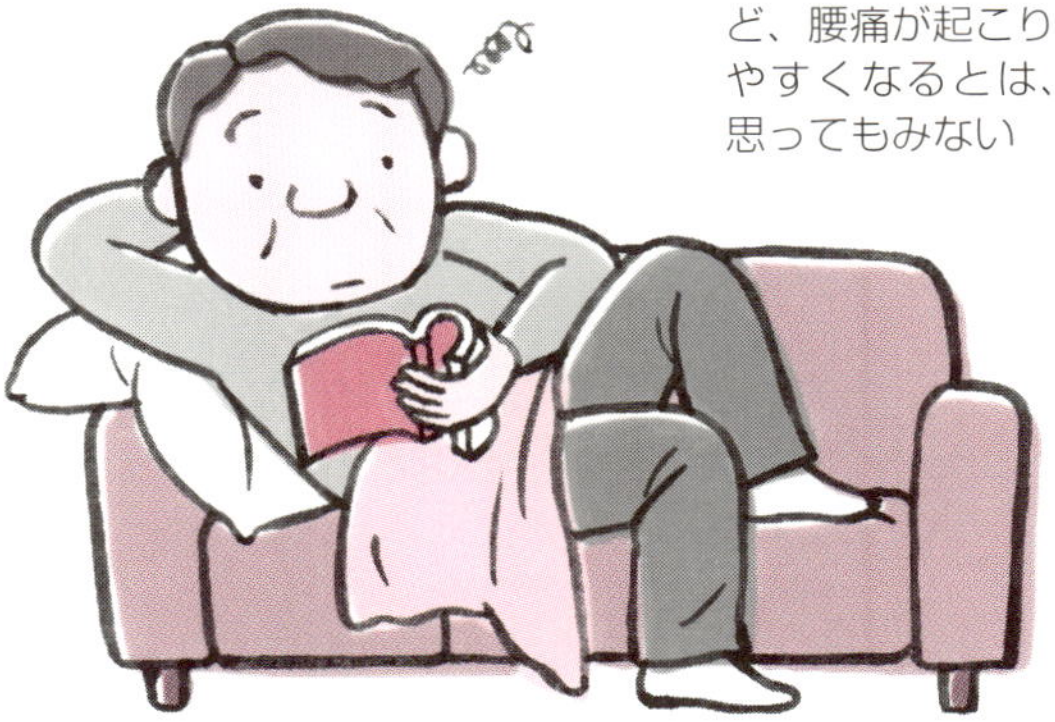

安静にしているほど、腰痛が起こりやすくなるとは、思ってもみない

医学研究報告
慢性腰痛に心が関係していることを指摘

［方法］

研究の趣旨に同意した腰痛を持つ11名の患者と健常人11名に、大きなトランクを中腰になって持ち上げようとする写真と、同じトランクの前に立っている2枚の写真を3秒間ずつ8回見せた。その間、脳の機能的MRI＊を撮像した。

［結果］

腰痛患者では、トランクを持ち上げようとする写真を見ただけで、全員が不快感、7人ではさらに腰痛を感じた。このとき脳MRI画像では、記憶、痛み、認知、情動に関係する部位（下図）が活性化。健常人では2〜3の箇所の小さな活性化が見られたのみだった。トランクの横にただ立っている写真では、両群ともに何も感じず、MRIでも所見はなかった。

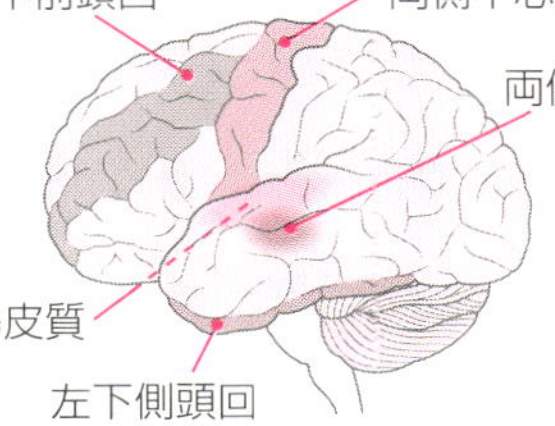
左中前頭回
両側中心前回
両側視床
右島皮質
左下側頭回

［結論］

慢性腰痛患者では、腰痛に関連する動作を思い起こさせる視覚や経験だけで、以前の痛みの記憶が戻り、それが不快感やさらに痛みの脳領域に伝わった。

2011年
シモほか
Shimo K, et al. :
PLOS ONE,
2011;6:e26681

＊機能的MRI：なんらかの脳活動（質問する、絵や写真を見せるなど）をおこなっている間に、脳の活動をMRIで撮る。活動している脳の部分は血流が増加して、あらかじめ注射しておいた造影剤が多く集まる。

認知行動療法①

自分の状態を違う目で見てみよう

腰痛の原因は背骨の異常そのものにはない場合が多く、腰痛再発への不安感が大きな原因になっています。悪循環に陥っていないかどうか、自分の状態を客観的に見てみましょう。

慢性腰痛の認知行動療法

腰痛がなぜ起こっているか、その見方を変え、少しずつ動いてみましょう。それは、認知を変え、行動する、という意味から、認知行動療法的な方法といえます。

不安

痛くて動けない
きっと再発する
一生治らない

↓

認知を変える

認知とは、ものごとをどうとらえるか、そのとらえ方のこと

腰痛は自分がつくっている

腰痛はよくある一時的な愁《しゅう》訴《そ》で多くの場合自然に治ってしまうことが多い。そして、背骨じたいには異常はなく、腰痛再発の隠れた不安・おびえが慢性腰痛の原因になっている

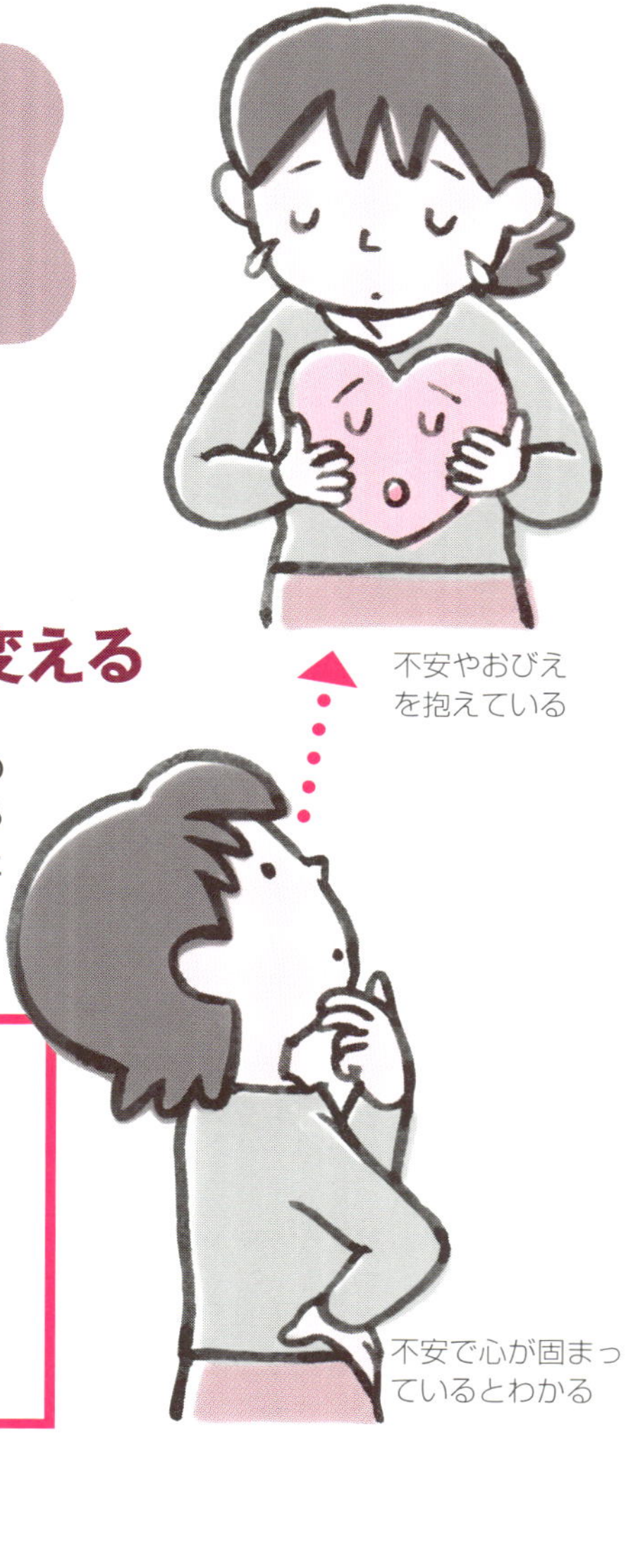
不安やおびえを抱えている
不安で心が固まっているとわかる

不安・おびえで固まっている心をほぐす

　現代の腰痛の治療の第一は、まず腰痛への見方を変えることです。腰痛の原因は自分の心にあるのだと、しっかり理解しましょう。そして、自分でも動いて治していこうと決心することです。

　少しずつ動いてみることによって、徐々に動くことへの不安感が薄れてきます。そうしたら、できるだけ活動的な生活を送るようにしましょう。たとえば、家人に頼んでいた家事や買い物を自分でする、長い間避けていた電車に乗ってデパートに行く、友人と遊びに行く、控えていたゴルフ練習をやってみることなどです。

　動いても痛みがなく、日常の生活に戻ったときには、不安やおびえがすっかり払拭され、動ける自信が生まれているはずです。

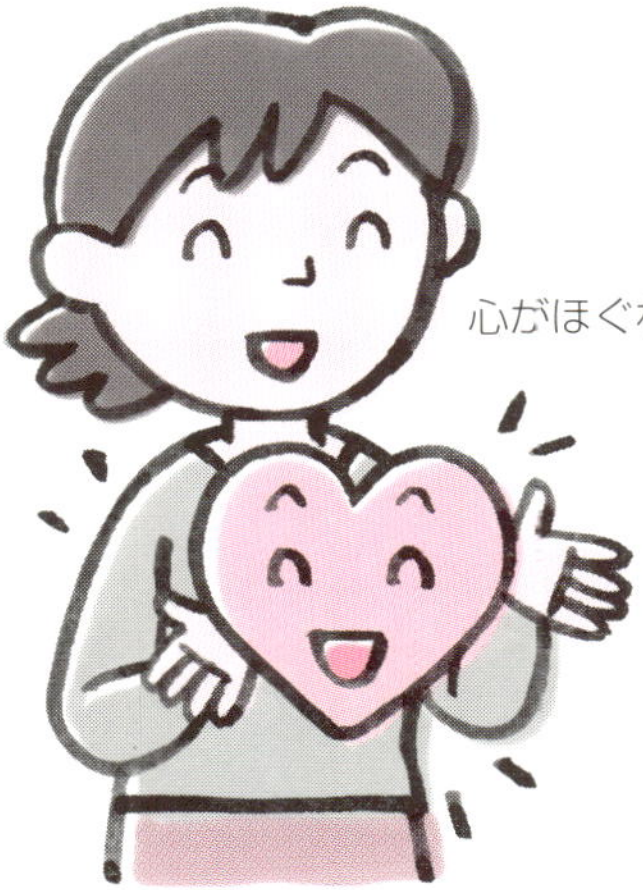

行動する

「ゆっくり体操」をする

「ゆっくり体操」は行動するきっかけをつくる方法です。これはだれでも、自宅で、何の器具も使わずに、痛くなくできる方法です。

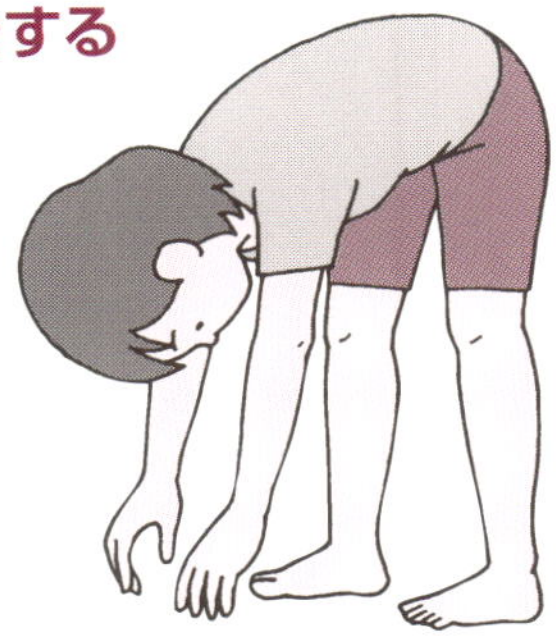

体を動かしていく

　ストレッチングや「少しよくなったら」の運動をしていきましょう。

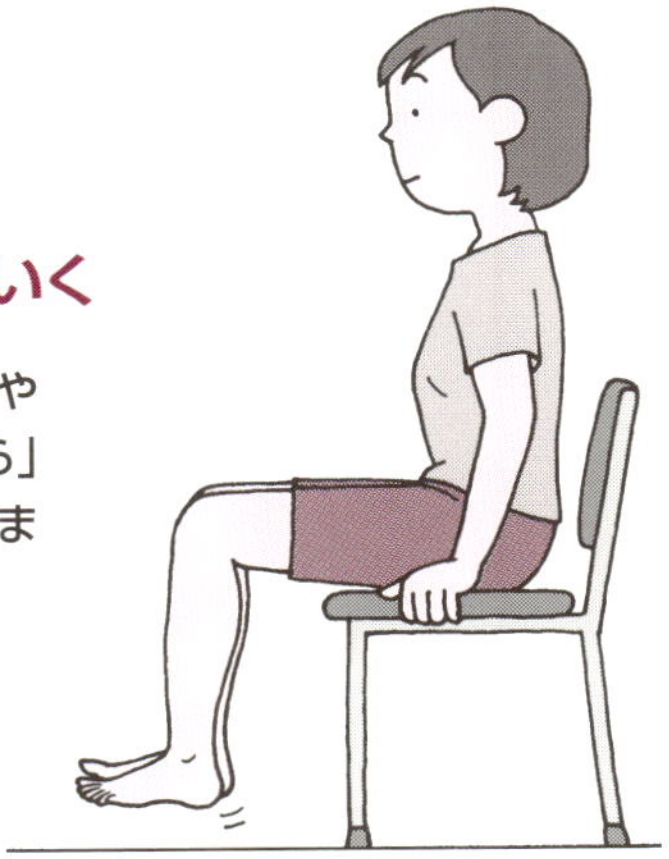

動いても大丈夫！　痛みがなくなった！

少しずつ、できるだけ活動的な生活を送るようにしましょう

認知行動療法②

正しい情報を得て、整理してみよう

痛みや再発への不安は、自分の状態を正しく理解していないことからも、生まれてきます。自分を客観的に見るためには、まず正しい情報を得ることから始めるとよいでしょう。

認知を変えるために

見方を変えようといっても、どこから始めればいいのでしょうか。下記の3つをヒントにしてください。

正しく知る

異常がないことを知る

自分の体の状態を正しく把握します。一度は受診して、骨や関節、筋肉などに異常がないことを確認します。

正しい情報を得る

インターネットや口コミなどの不確かな情報にふりまわされないで。信頼できる情報を得るようにしましょう。

イメージや不安にふりまわされない

根拠なく、思い込みだけで不安やおびえにとらわれ、心が萎縮していないでしょうか。認知を変えましょう。

腰痛に関する本を読んだり、インターネット上の信頼できるサイトを見たりする

ノートに書いてみる

認知を変えるためにノートに書いて整理するのもよい方法です。自分の気持ちとあえて別の見方を書いてみることで、意外に、その別の見方のほうが現状に合っていることに気づくことがあります。

医師からの説明

↓ 信頼できる医師から聞いた説明内容や検査結果、自覚症状などを書く

心配や不安

自分の心配や不安と、それに対して、あえて別の見方を書く

例

感じたこと	別の見方
自分は腰痛もちだ	だれにでもあること
ずっと治らない	自然に治る
きっと再発する	その不安が再発のもと
痛いのはいやだ	一時的
痛くて動けなくなる	動けば痛くなくなる

↓

やりたいことを目標に書く

例 外に出て散歩をしたい
通常どおり出勤したい

別の見方は、できそうなことを考えながら書くのではなく、客観的に、別の見方を書くようにする

正しく知るだけで治る人もいる

腰痛の原因は体にはなく、自分の心が生み出していることを理解します。48ページのような悪循環に陥ることがあるとわかるだけで、痛みが軽減する人もいます。

このように、原因を正しく知って、そのうえで、徐々に行動（活動）を広げていくやり方が認知行動療法と呼ばれている方法です。

医学研究報告

腰痛に対する認知行動療法の有効性には医学的根拠がある

論文①

1999年
モフェットほか
Moffett JK, et al.:
BMJ 319;31:
279-283 1999

[目的]

腰痛に対して、認知行動療法に基づく、運動療法の効果を検証すること。

[方法]

腰痛のある187名の患者を無作為に認知行動療法群と一般の伝統的な治療を受ける対照群に分けた。

認知行動療法群では、腰痛の起こり方の説明と認知行動療法による運動療法を理学療法士が4週間の間8回指導した。対照群では従来の一般的な治療をおこなった。

[結果]

治療直後、6ヵ月、および1年後の評価で、認知行動療法群では治療前および対照群よりもローランド・モリス障害評価法で有意に軽快し、また痛みもより軽快した。

[結論]

腰痛は認知行動療法によって、従来の伝統的な治療法よりもよりよく改善した。

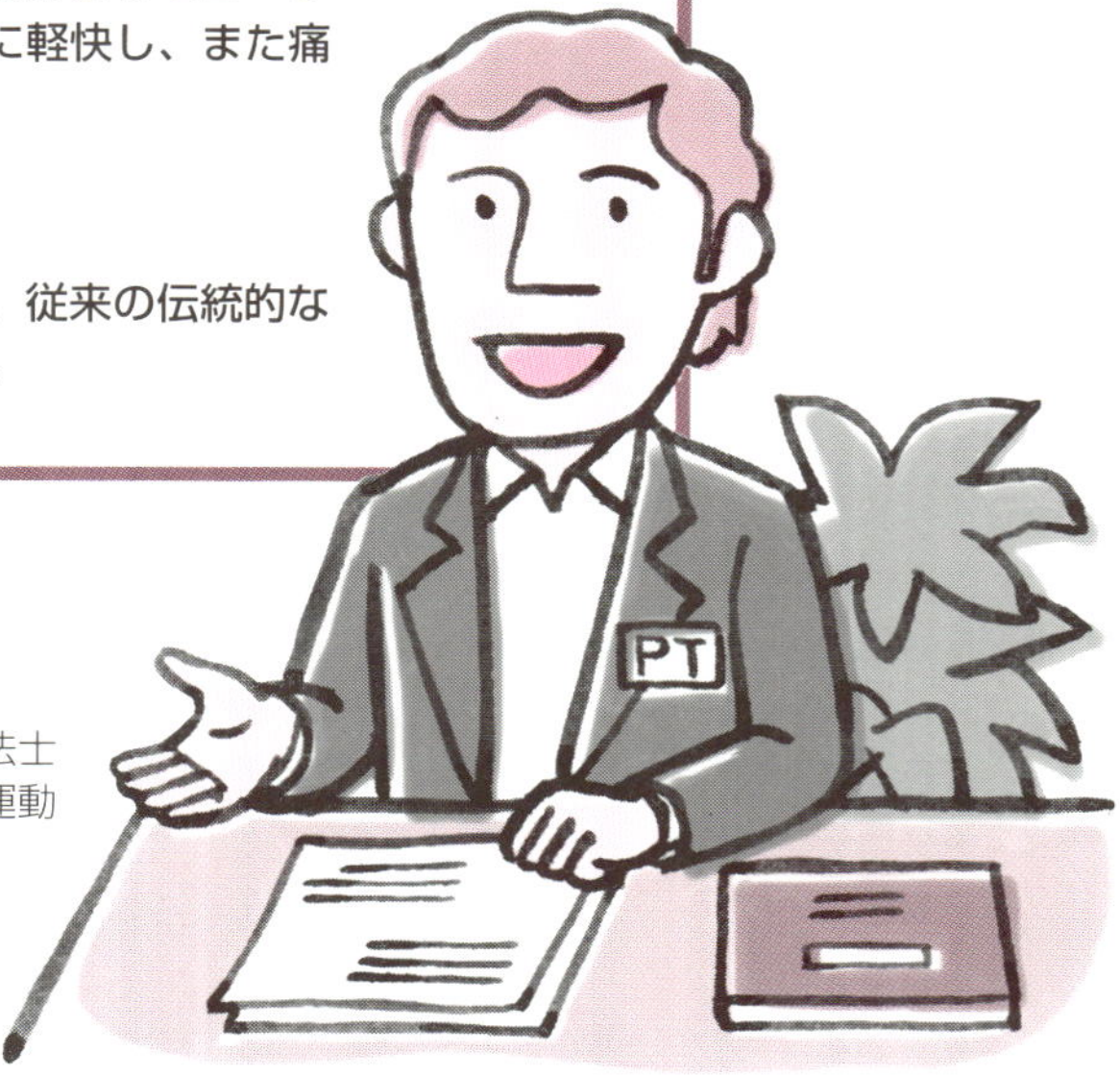

腰痛のある人に、理学療法士が正しい知識を説明し、運動療法をおこなった

論文②

[目的]

腰痛によって仕事を休む工場従業員に対し、認知行動療法が従来の治療に比べて、有効かどうかを調べる。

[方法]

腰痛によって、仕事を休んだ134名の従業員に対して、認知行動療法に基づき理学療法士が指導する運動療法と、従来の伝統的な療法を受ける群に無作為に分けた。治療は仕事に復帰できるまで、または最大3ヵ月間おこなった。評価は最初の1年間にかかった医療費と2年目、3年目の生産損失額でおこなった。

[結果]

2007年
フロビルほか
Hlobil H, et al.:
Eur Spine J
2007; 16:919-24

最初の1年間で、認知行動療法群では従業員1名当たり、475ユーロ費用がかかり、それは対照群よりも83ユーロ多かっただけだった。一方、生産性の低下による損失を少なくとも従業員1名当たり999ユーロにとどめた。3年間で潜在的な損失は従業員1名当たり1661ユーロ節約できた。

[結論]

認知行動療法による腰痛治療法は、費用対効果比が高く仕事復帰率がよい方法である。

論文③

[目的]

腰痛に対する、認知行動療法と、運動療法の効果を調べること。

[方法]

本研究の目的に賛同した217名の腰痛患者を無作為に、認知行動療法群と運動療法群に分けた。認知行動療法群では30～60分間の腰痛と認知行動療法についての講義を3回受けた。

また、自宅学習用にその画像の入ったDVDを配布した。

運動療法群では、体幹の筋力、持久力、そしてバランス能力を高める運動とボールを用いた運動を指導者が実地指導し、自宅でも毎日おこなった。

治療の2ヵ月後、6ヵ月後、1年後に評価した。痛みの強さは1から10の数字で表現してもらった。活動の困難さは１５の活動項目で「なし、少しある、非常にある」で評価してもらった。さらに腰痛再発に対する恐れ、不安感は特別な質問票(FABQ)で調べた。

[結果]

2010年
ソレンセンほか
SPH, et al. : BMC
Musculoskeletal
Disorders
2010 ; 11 : 212

腰痛はいずれの時期でも、両群で等しく有意に減少した。

活動制限の減少では認知行動療法群のほうがより効果的に減少した。腰痛へのおそれ、不安感も認知行動療法群でより効果的に減少した。

[結論]

腰痛に対する認知行動療法は運動療法よりもより効果的か、または少なくとも同等の効果がある。

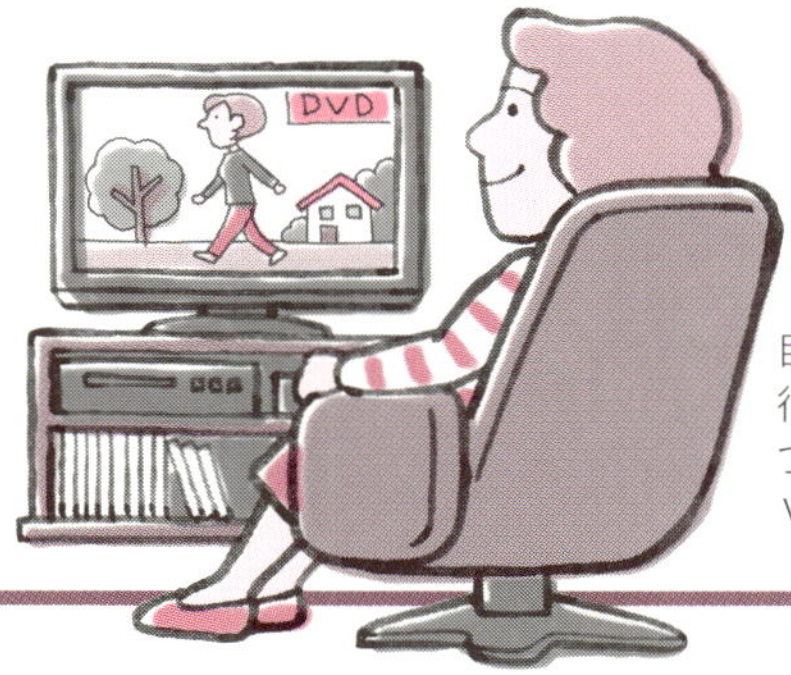

自宅で認知行動療法についてのＤＶＤを見た

COLUMN

認知行動療法は心の病気に用いられる方法

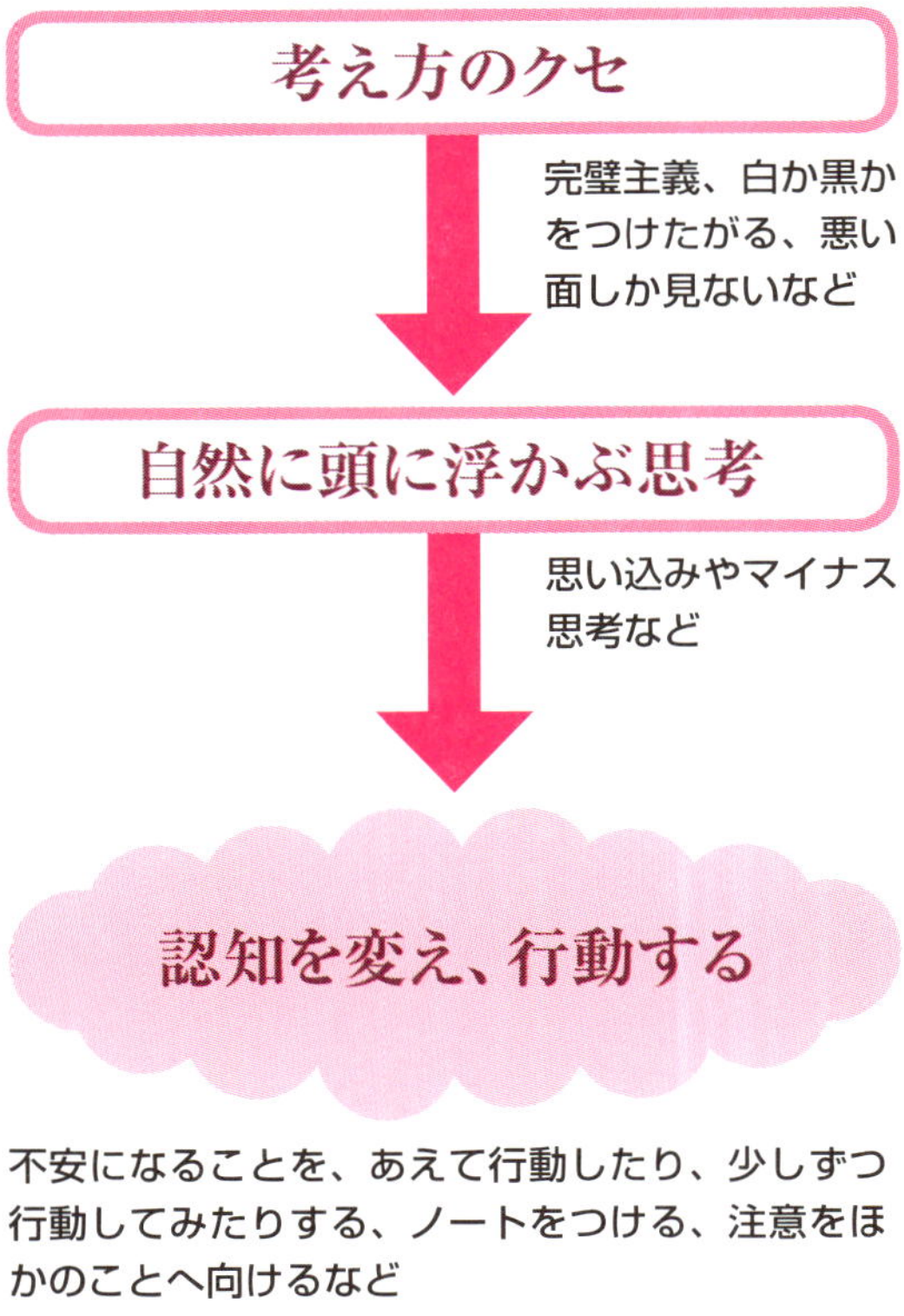
考え方のクセ
完璧主義、白か黒かをつけたがる、悪い面しか見ないなど
自然に頭に浮かぶ思考
思い込みやマイナス思考など
認知を変え、行動する
不安になることを、あえて行動したり、少しずつ行動してみたりする、ノートをつける、注意をほかのことへ向けるなど

抑うつや不安にとらわれないように

腰痛の分野ではここ一五年の間に認知行動療法の有効性がおおいに認識され広まりました。

この認知行動療法は、もともと心の病気に対する心理療法のひとつです。うつ病の治療のために生まれた療法ですが、不安症にも有効だとされています。

心の病気では、ものごとの見方にゆがみがある場合があります。認知行動療法は、そのゆがみをとっていく方法です。

なにかのできごとがあったとき、心に浮かぶ気持ちや考えを自動思考といい、その自動思考が浮かんでくるのは、自分の考え方のクセ（スキーマ）によるとします。

その自動思考は、ゆがんだ認知によるものなので、その認知を変え、行動していくことで、抑うつや不安にとらわれないようになることをめざします。

3

腰痛を正しく診断する

腰痛の原因が骨や関節、筋肉にある場合、
どのような状態で、どんな病気になるのかを
知っておきましょう。
また、腰痛の診断法や検査法、
腰痛と関連の深い骨粗しょう症についても説明します。

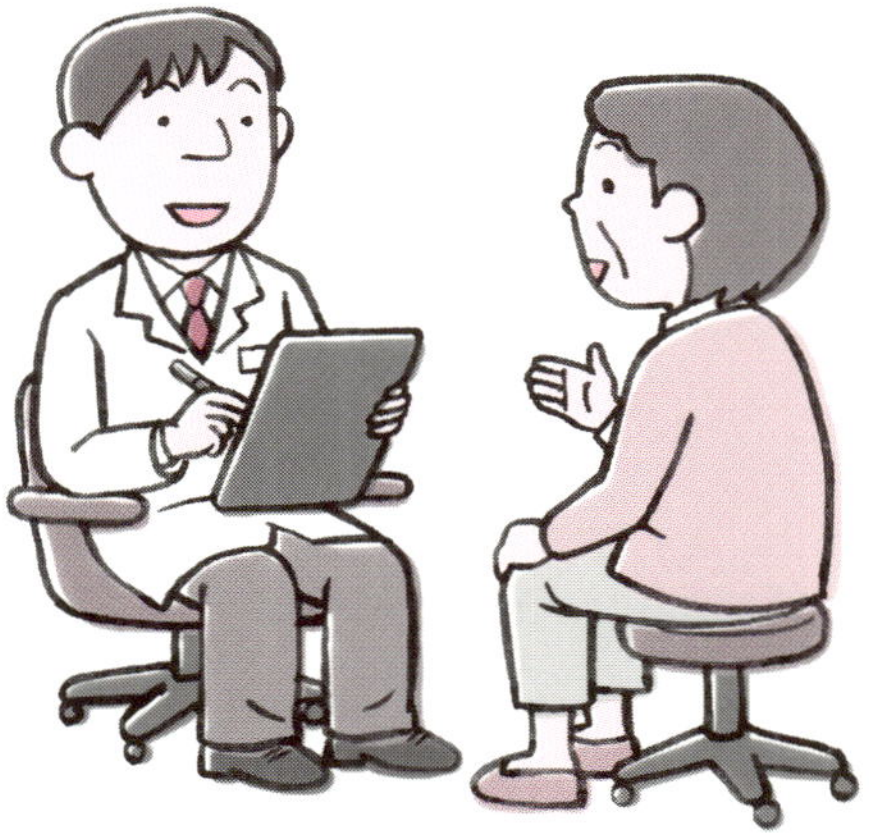

原因

多くは異常のない「普通の腰痛」

これまで説明してきたように、腰痛の多くは体に原因がない「普通の腰痛」です。一方、骨や関節、筋肉に異常のある「特殊な腰痛」もあります。

痛みの起こるところ

普通の腰痛と特殊な腰痛では、痛みの起こるところに違いがあります。すべての腰痛が当てはまるわけではありませんが、おおよその目安になります。

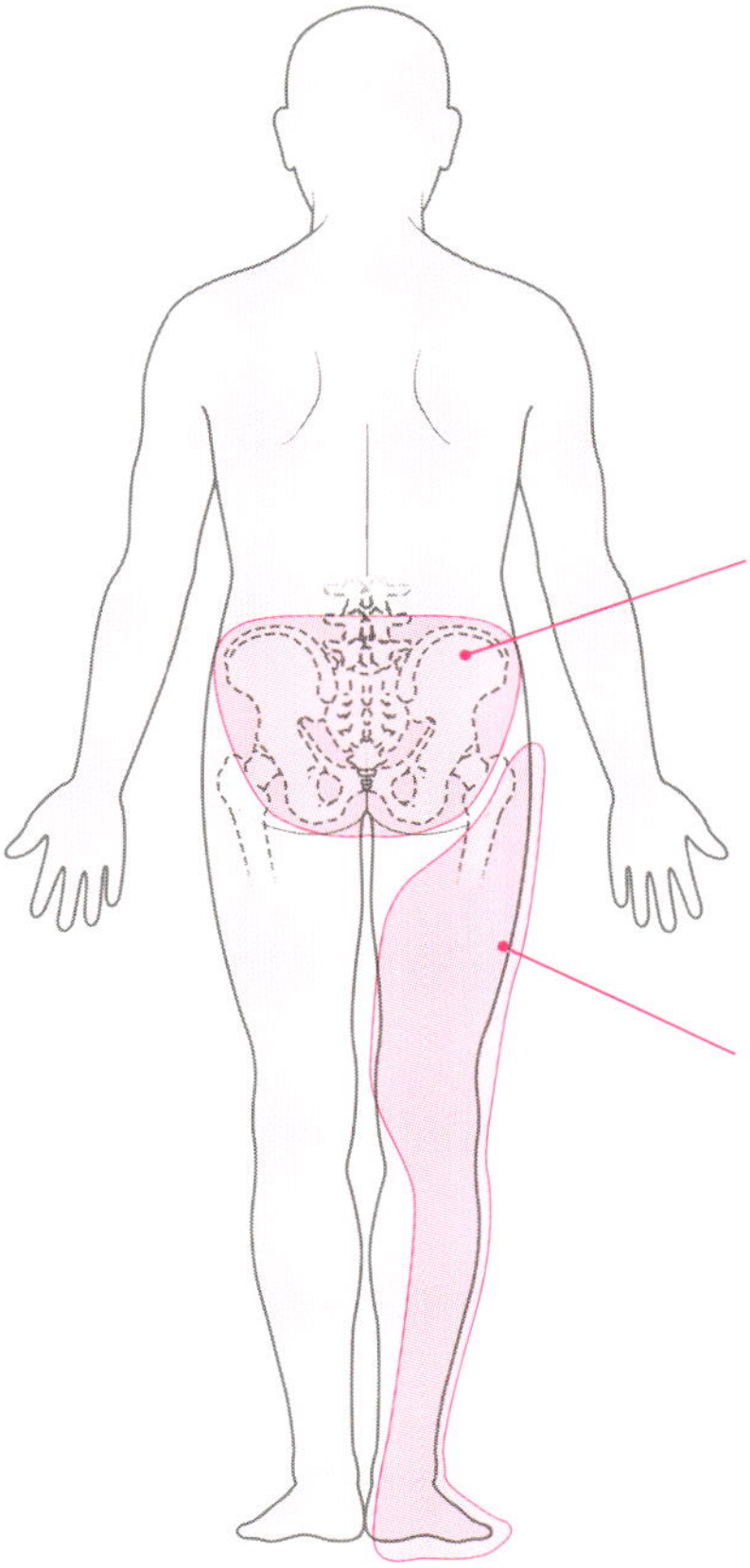

骨盤の上部〜臀部
骨盤の後ろ側の上の縁あたりと、背骨が交差するあたり、あるいは臀部です。

普通の腰痛 85%

側部〜下肢
腰の横側や臀部から下半身にかけて痛みを感じる場合は、神経もからんでいます。

特殊な腰痛 15%

腰痛には二種類ある

腰痛には「普通の腰痛」と「特殊な腰痛」の二種類があります。

普通の腰痛は、非特異的腰痛とも呼ばれて、腰椎に特別な異常のない腰痛をいいます。腰痛のほとんどの場合（八五％）がこの普通の腰痛です。

特殊な腰痛とは、椎間板や骨に形の異常があったり、背骨が左右あるいは前後に異常に曲がっていたりして、それが腰痛の原因になっている場合や、下半身に神経の症状（感覚異常や筋力低下）がある場合をいいます。特殊な腰痛は少なく一五％ほどです。ただし、X線検査で異常が見つかっても、症状がないこともよくあります。

腰椎の構造の異常

腰椎はいろいろな原因（けが、病気、加齢、生まれつき）によってその形（構造）に異常が起こります。下記のようなものがあります。

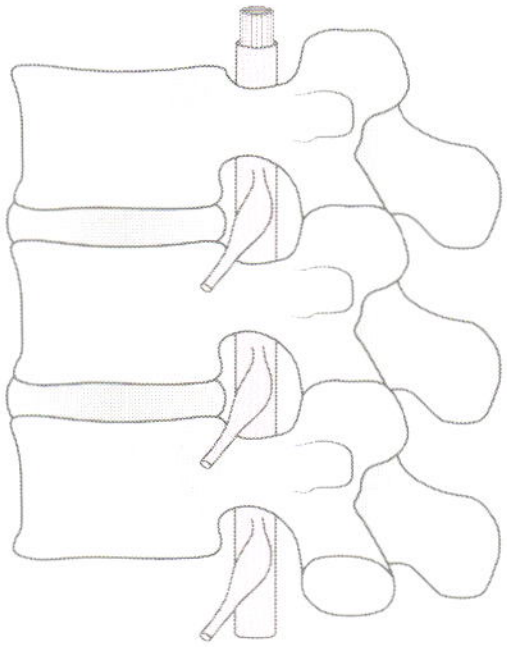

正常な腰椎

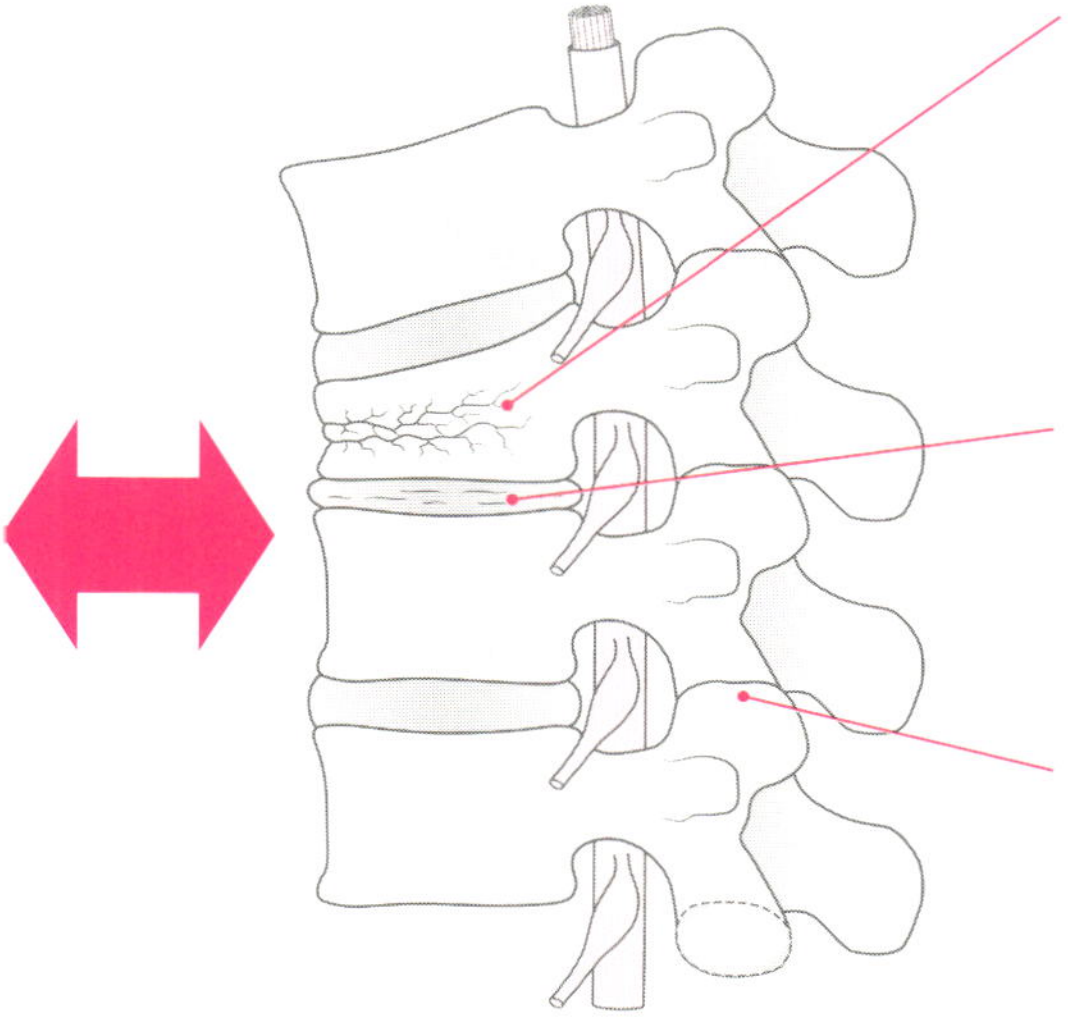

背骨（椎体）のつぶれ

椎体がもともと（先天性）形がつぶれていることや、なんらかの原因で徐々に、あるいは急につぶれることがあります。

椎間板のつぶれ（狭小化）

体質や加齢（30歳以上）によって椎間板の弾力性がなくなり、自然につぶれてきます。

椎間関節の関節症

背骨の後方にある椎間関節が関節症（軟骨がすり減って炎症が起きる）になることがあります。

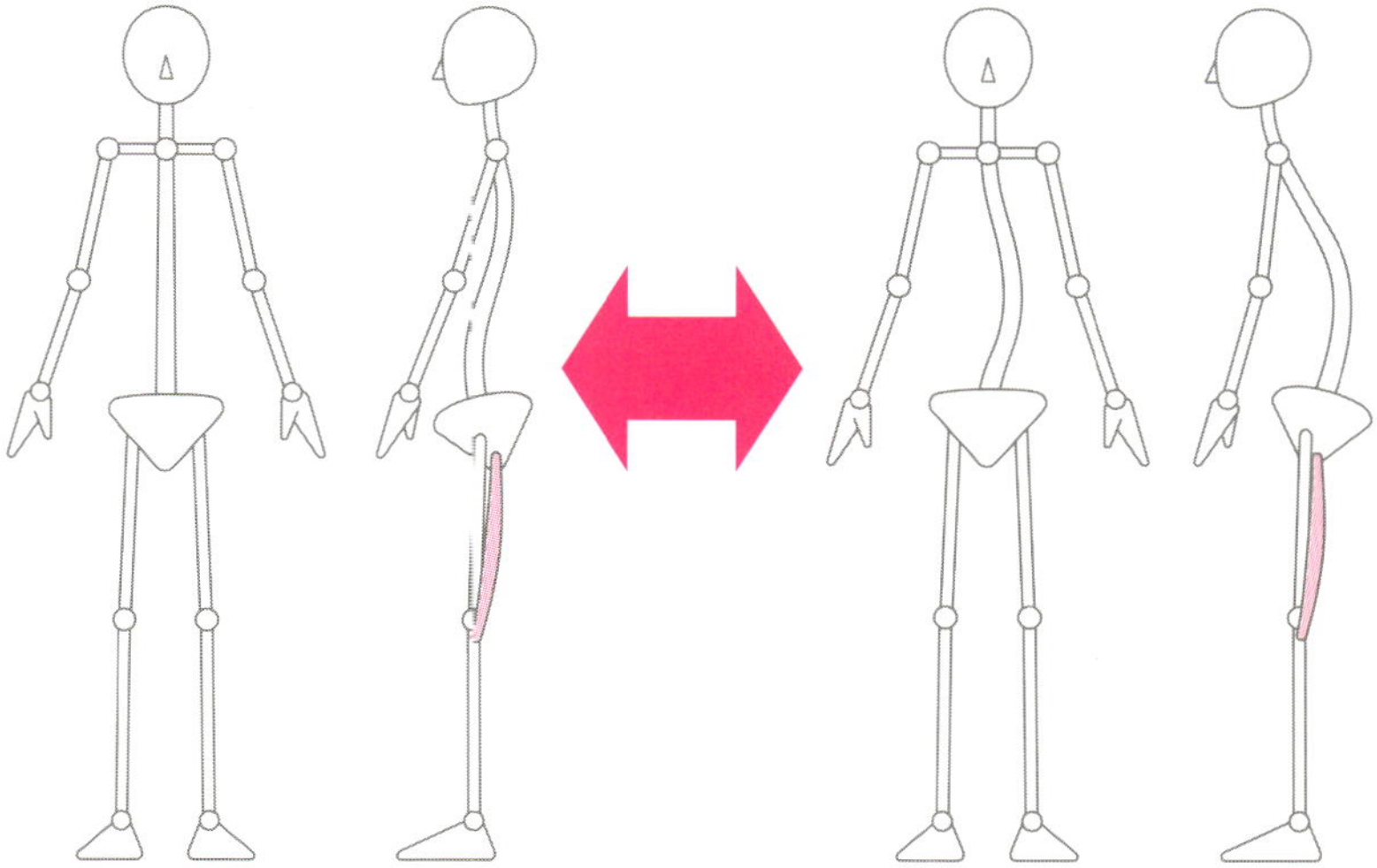

正常な背骨

背骨の曲がり

背骨が左右、あるいは前後に曲がっていることがあります。これは上記の骨（椎体）や椎間板の異常（つぶれ）によって起こります。背骨の形の異常は腰痛の原因になることがあります。

診断①

病院でおこなわれる診察法や診断法

腰痛を正しく治療するには、まず、正しい診察と、正しい診断が必要です。それぞれ、一定の手順があります。診断に至るまでの、一般的な診察法と検査法をみていきましょう。

問診

患者さんに以下のようなことを聞きます。症状の種類とそのきっかけ、そして経過だけでも、経験の深い医師であれば、おおよその診断の目安になります。逆に、問診を簡単にすませてしまう医師には用心が必要です。

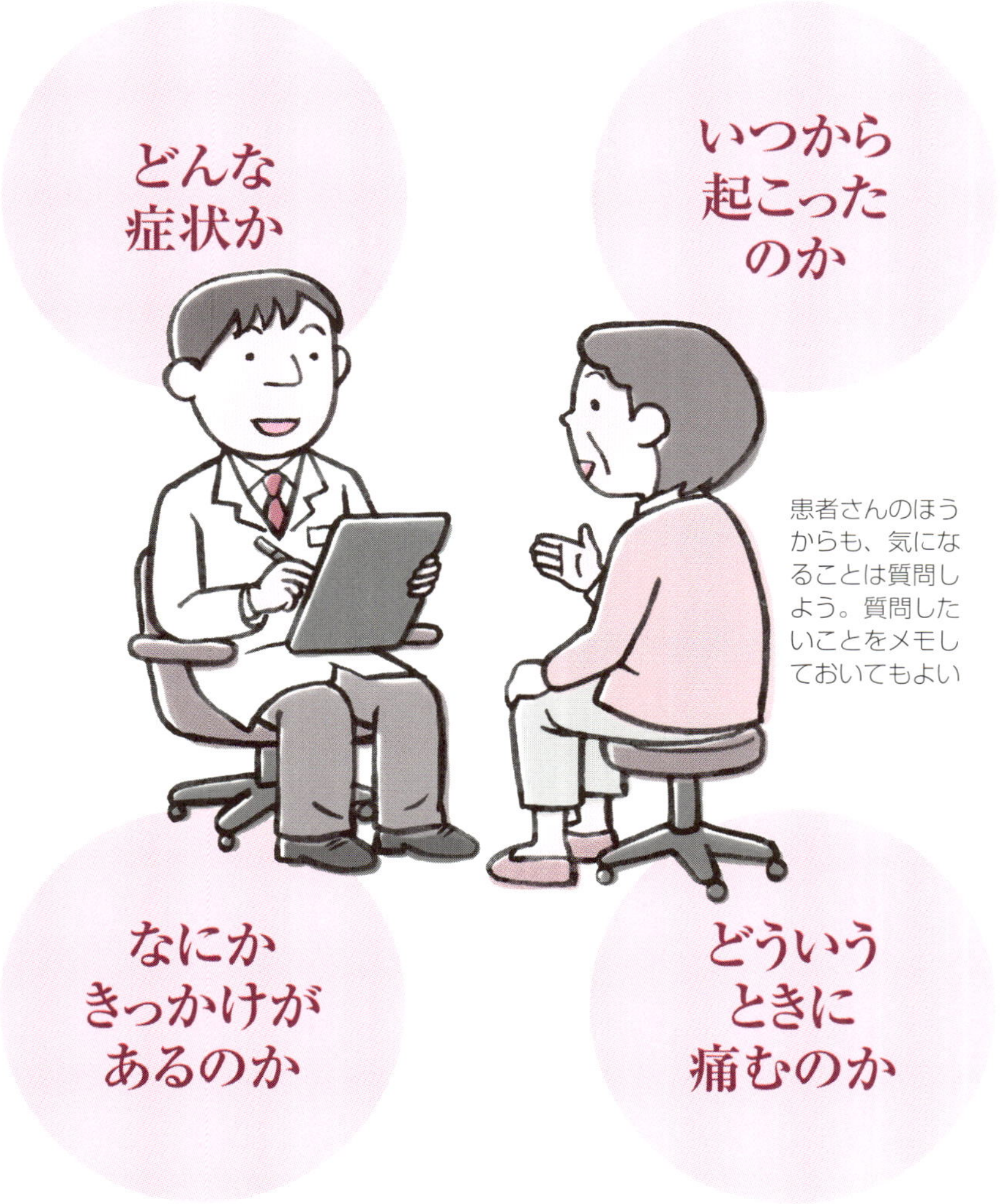
どんな症状か
いつから起こったのか
なにかきっかけがあるのか
どういうときに痛むのか

患者さんのほうからも、気になることは質問しよう。質問したいことをメモしておいてもよい

身体所見の取り方と順番

腰椎を見たり、触ったりして直接調べます。標準的な方法は以下のようなものです。

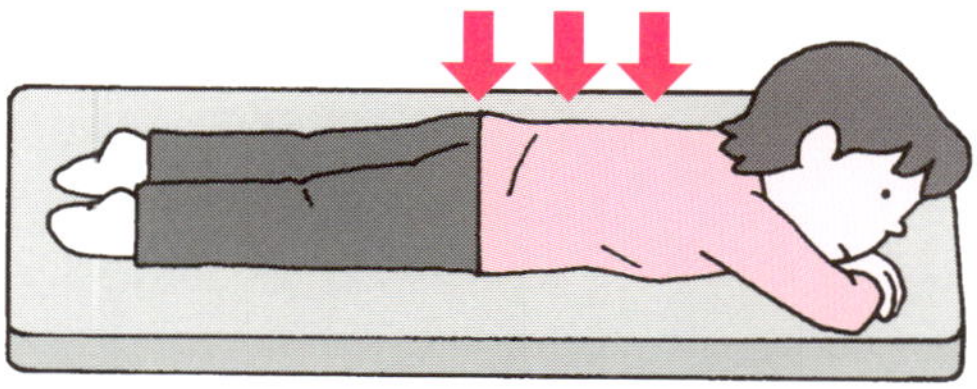

触る

患者さんは診察台の上でうつぶせになって、腰とお尻が直接出るようにします。腰椎と胸椎の下半分ぐらいと両側の背筋を順番に指で押しながら、背骨の形の異常や圧痛を調べます。

見る

立位で後ろ向きになってもらい、服を肩くらいまで上げて背中を見る。これによって背骨の曲がりや筋肉の萎縮の有無を調べます。

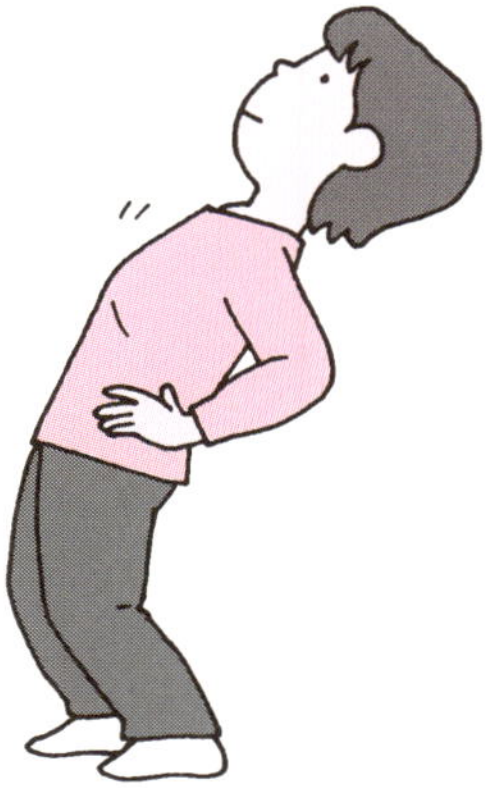

動かす

前屈（前に曲げる）、後屈（後ろへ反らす）、右そして左に曲げてもらう。これによって、背骨と筋肉の柔軟性あるいは固さを調べ、同時に動かしたときの痛みを調べます。

神経所見を取る

ももの後ろ側を押して、坐骨神経の圧痛を調べます。

次に、患者さんにあおむけに寝てもらいます。かかとを持って足を持ち上げ、ひざを伸ばしたままで下肢がどのくらいまで上がるかを調べます。このとき、下肢に痛み（坐骨神経痛）が出ないかも調べます。

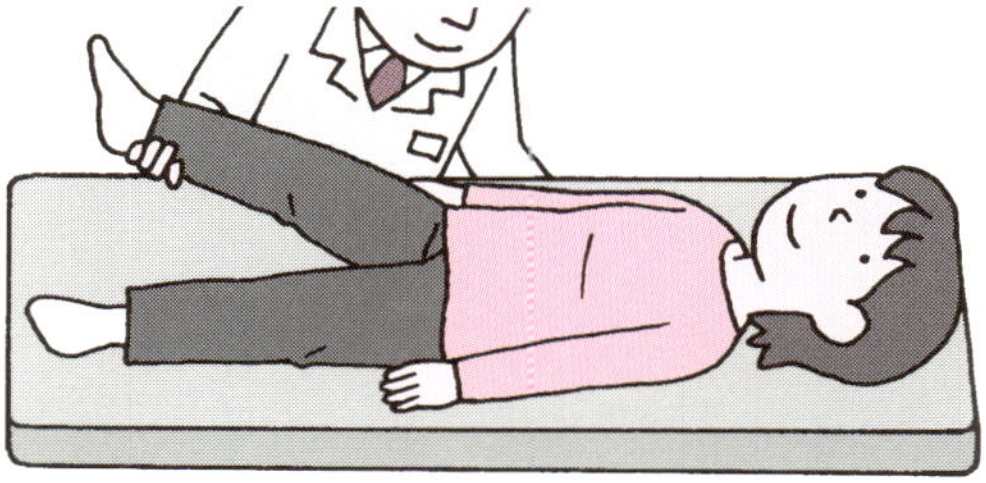

その他

足首を反らせる力、曲げる力、足指を反らせる力、曲げる力を測ります（徒手筋力テスト）。

クリップの先などで下肢をあちこち軽くつついて感覚異常を調べます。

問診と身体所見で見当がつく

腰が痛んで受診すると、通常は、まず問診をして、同時に診察室で身体所見を取ります。身体所見は、①見る、②動かす、③触る、④神経所見を取ることです。症状が軽い、簡単な場合は五～六分、症状が重い場合は最低二〇～三〇分くらいかかります。

問診と身体所見だけで、経験を積んだ医師であれば、九〇%以上の確率で正しい診断がつきます。

診断②

画像検査で確定診断ができる？

腰痛で病院を受診すると、通常Ｘ線写真を撮られます。これにはどういう意味があるのでしょう。じつは「特殊な腰痛」ではないことが確認できるのです。

画像で見た異常が原因とはいえない

腰痛で医療機関を受診すると、たいてい「念のためレントゲンを撮ってみましょう」と言われます。医師が「大丈夫、普通の腰痛です」と言ってＸ線検査なしですまそうとしても、患者さんのほうから「レントゲン撮ってくれないんですか」と要求されることすらあります。

しかし、Ｘ線写真で背骨の形になんらかの異常を見つけても、それが即、原因とは言いきれません。椎間板や椎体のつぶれなどがあっても、まったく腰痛がない人が多いからです。これらの変化は加齢現象で、六〇歳以上では、よく見られる所見だからです。

Ｘ線画像の例

Ｘ線画像で見られる背骨（腰椎）の異常は以下のようなものです。背骨の曲がり方の異常、椎体や椎間板のつぶれなど背骨の形の異常、椎間板の劣化による骨棘《こつきょく》などです。こうした異常は腰痛の原因になることがあります。

背骨の曲がりの異常

背骨は前から見ると真っすぐですが、横から見ると頸椎から腰椎まで緩やかなＳ字カーブを描いています。それが異常な曲がり方をする場合があります。背中が丸くなってしまう円背《えんぱい》や横へカーブする側彎《そくわん》などです。写真（前から見ている）の例では、腰椎が左側へ曲がっています（側彎）。

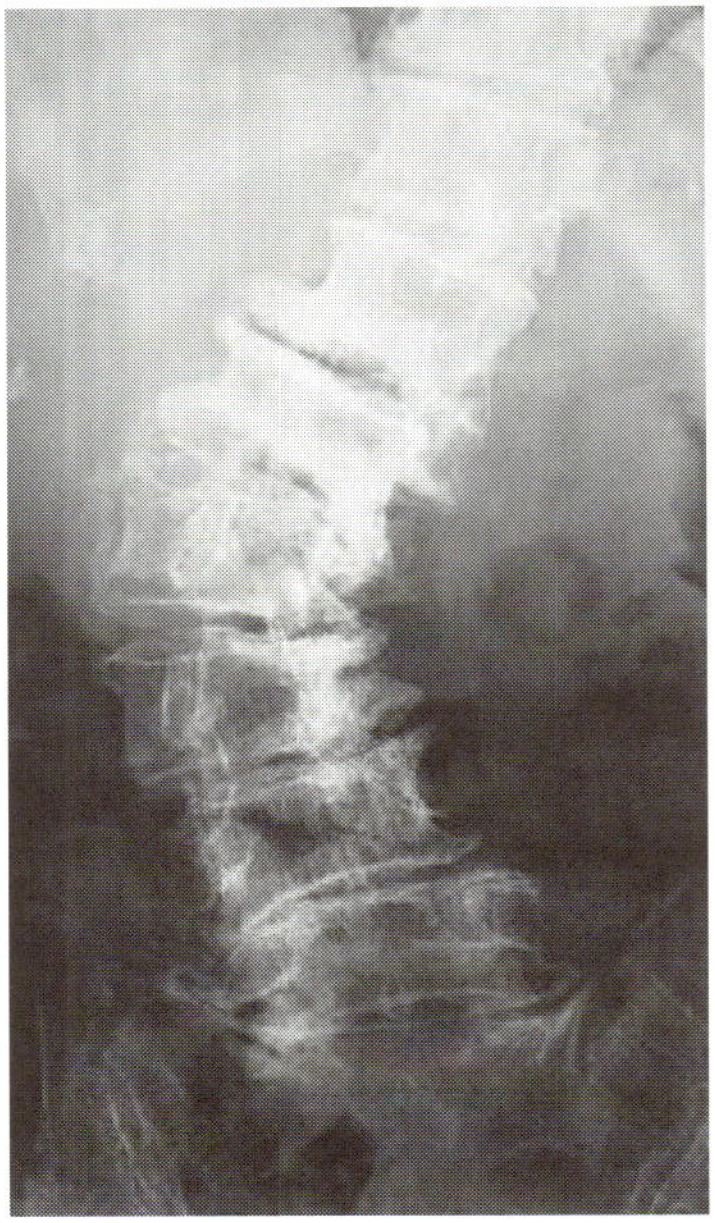

画像を撮る意味は、感染や神経症状などを有する異常な腰痛を除外する、あるいはそれを確認するためです。下半身に痛みやしびれがあるような腰痛、下半身の力が低下するような腰痛、発熱や倦怠《けんたい》感《かん》を伴う感染性の腰痛など、特別な腰痛を除外するためです。

したがって、本書の対象である普通の腰痛の場合はこれらの検査は通常、必要ではありません。

MRIやCTを撮ることはほとんどない

普通の腰痛の場合、MRIやCTを撮る必要はまったくありません。下肢に神経痛などの神経症状があったり、痛みが軽くならず腫《しゅ》瘍《よう》が疑われたりなど、特殊な腰痛の場合に撮ります。

画像での異常 ≠ 腰痛の原因

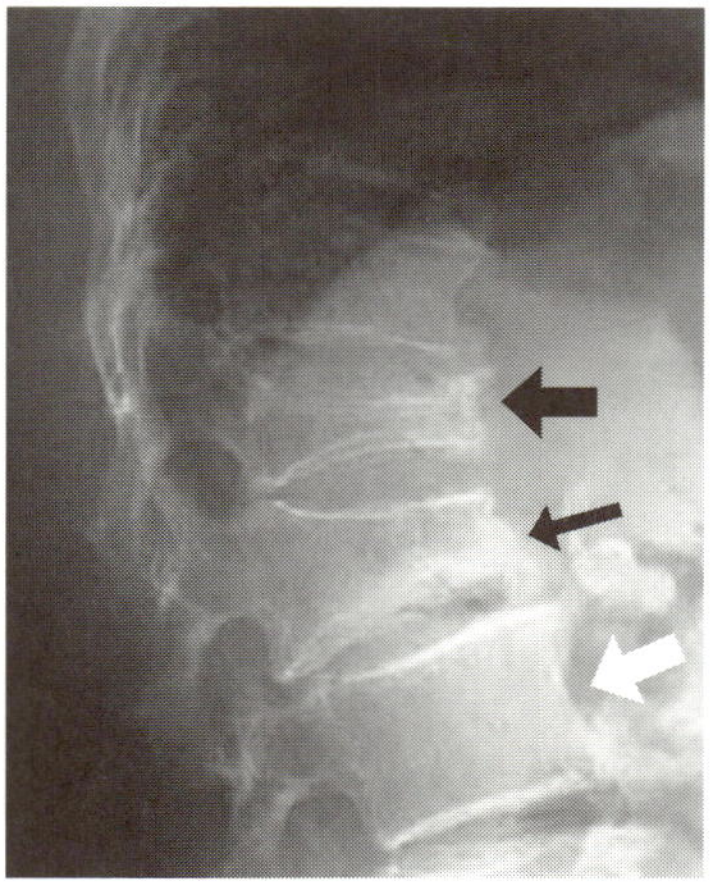

椎体のつぶれ

多くの場合、加齢とともに骨が弱くなってくる骨粗しょう症が原因です。しりもちをついたときに椎体がグシュッとつぶれる外傷性の場合と、知らない間に徐々につぶれる場合があります（圧迫骨折）。写真の例は、著しくつぶれている椎体（太い黒矢印）と、中程度つぶれた椎体（細い黒矢印）です。下の椎体（白矢印）は正常な形です。

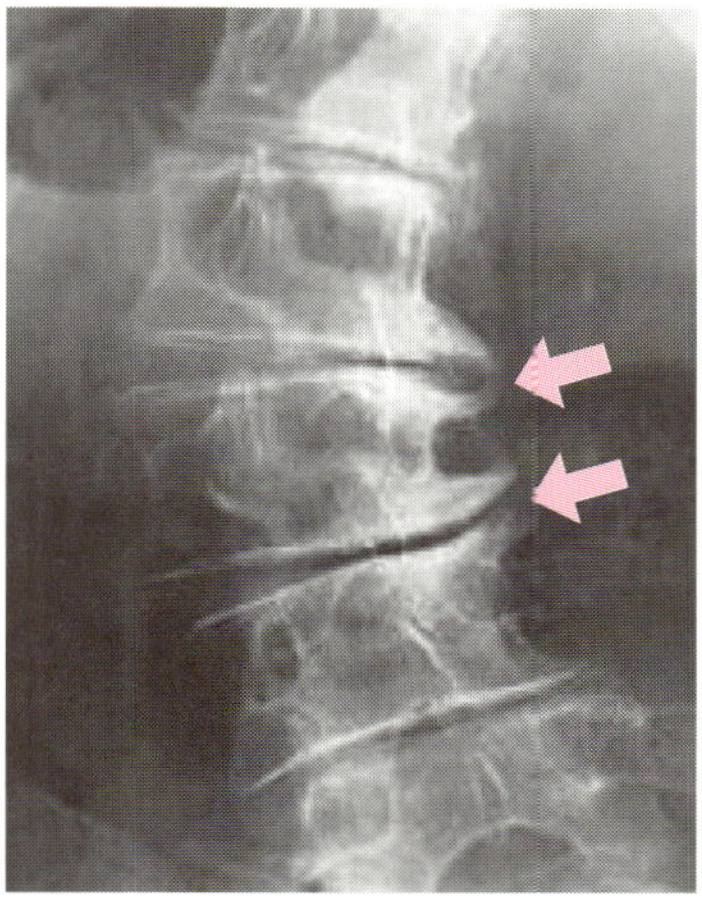

椎体の骨棘

椎体の角がとがって出っ張る形になってくることがあります。これを骨棘と言います。加齢に伴う、椎間板の劣化が原因です。写真では矢印の箇所が骨棘になっています。

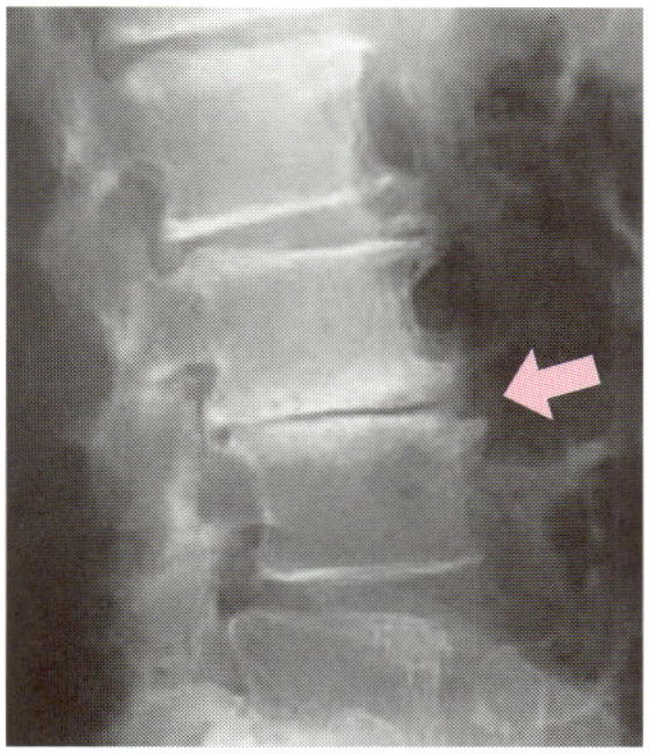

椎間板のつぶれ

椎体と椎体の間にはクッション役である軟骨の椎間板があります。ここがつぶれてくると椎間板のクッションの役割が果たせなくなり、背骨に負担がかかったときなどに、腰痛が起きやすくなります。写真は真横から見ています。

ほかの病気

腰痛が現れる主な病気と治療法

椎体や椎間板の異常に病名がつくと、それに応じて治療がおこなわれるようになります。ここでは、椎間板ヘルニアと脊柱管狭窄症《せきちゅうかんきょうさくしょう》を中心にみていきましょう。

椎間板ヘルニア

椎間板は椎体と椎体の間にあるクッション役を果たす軟骨の板です。クッション役ですから弾力性があるのですが、つぶれてくると弾力性がなくなります。

ただ、ヘルニアがあっても症状がない人も多く、その場合は治療をしなくてもかまいません。約8割の人は、ヘルニアが時と共に自然に吸収されて小さくなることがわかっています。

つぶれや曲がりが大きくなると

背骨を構成する腰椎には、椎体と椎体の間に椎間板があります。この椎間板がつぶれると、中にある髄核《ずいかく》がはみだしてしまいます。これがヘルニアの状態です。

原因

30代を過ぎると体質と加齢によって徐々につぶれてくることがあります。腰に過剰な負担をかけることでつぶれる場合もあります。

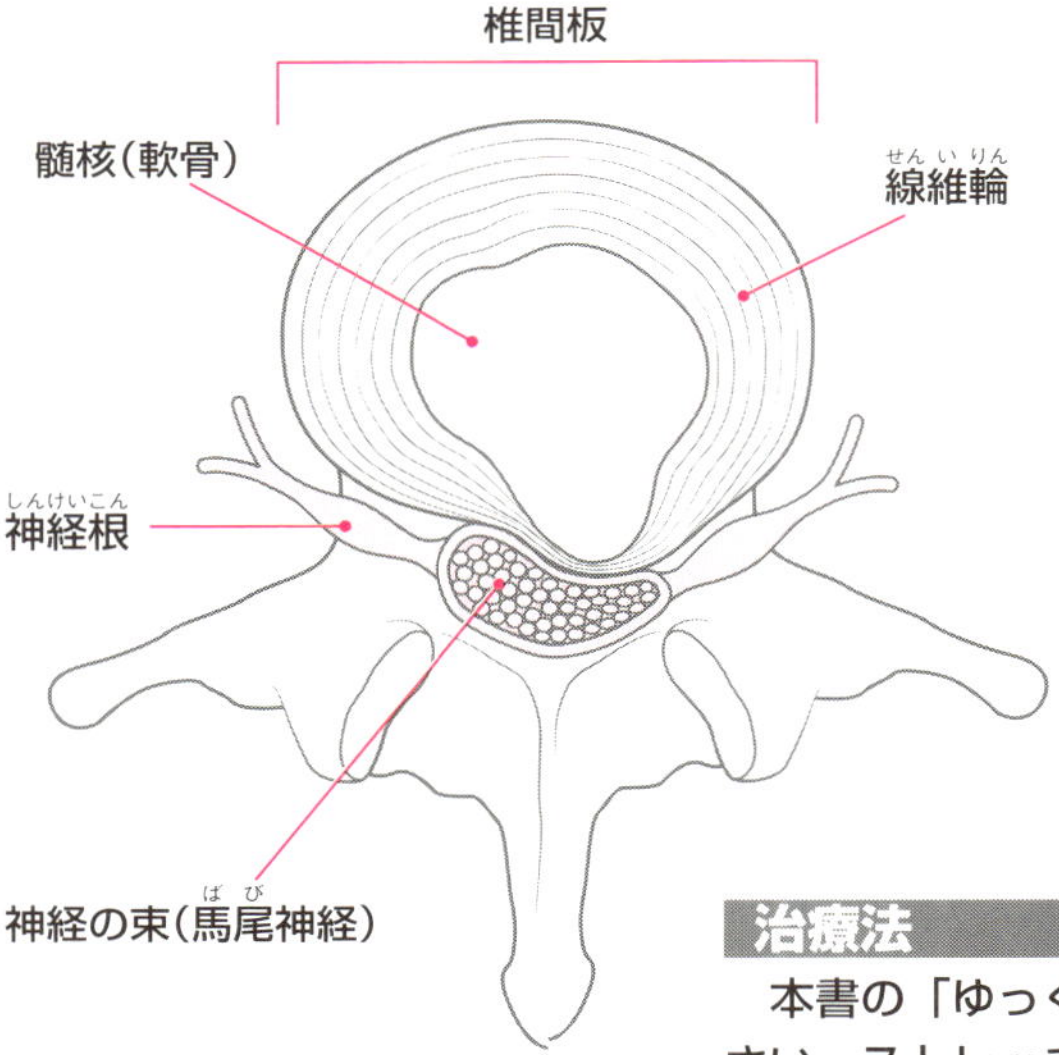

椎間板
髄核（軟骨）
線維輪《せんいりん》
神経根《しんけいこん》
神経の束（馬尾《ばび》神経）

症状

ヘルニアによって、椎体の中身の髄核がとびだして神経を圧迫すると、腰痛が現れてきます。神経根を圧迫して腰や下肢に神経痛（坐骨神経痛）が起きてくると、長く歩くことができなくなります。

治療法

本書の「ゆっくり体操」をおこなってください。ストレッチングもおすすめします。一般の病院でも、坐骨神経痛がなければ、様子を見ます。坐骨神経痛が強くて日常生活に支障をきたすようなら、硬膜外ブロック注射や手術を検討することがあります。

ヘルニアがあるだけでは無症状のことが多いのですが、神経を圧迫すると下半身の神経痛が出てきます。

脊柱管狭窄症も神経を圧迫することで痛みが出ます。こちらは骨や関節が変形して、脊柱管を狭くしてしまうことが原因です。腰痛のほか、しびれや間欠性跛行《かんけつせいはこう》（休み休みでないと歩けない）が出ることがあります。

そのほか、変形性脊椎症、腰椎椎間板変性症なども腰痛が出ます。

脊柱管狭窄症

首から腰までつながっている背骨の後ろ側には、神経が通る空間があります。ここが脊柱管です。脊柱管が狭くなると、神経が圧迫されて、腰痛、しびれなどが現れてきます。特に腰部に起こった場合には、腰部脊柱管狭窄症といいます。

原因

主に体質と加齢によって腰椎の骨や関節などが変形して、脊柱管が狭くなります。脊柱管には馬尾という神経の束が通っているので、圧迫してしまいます。

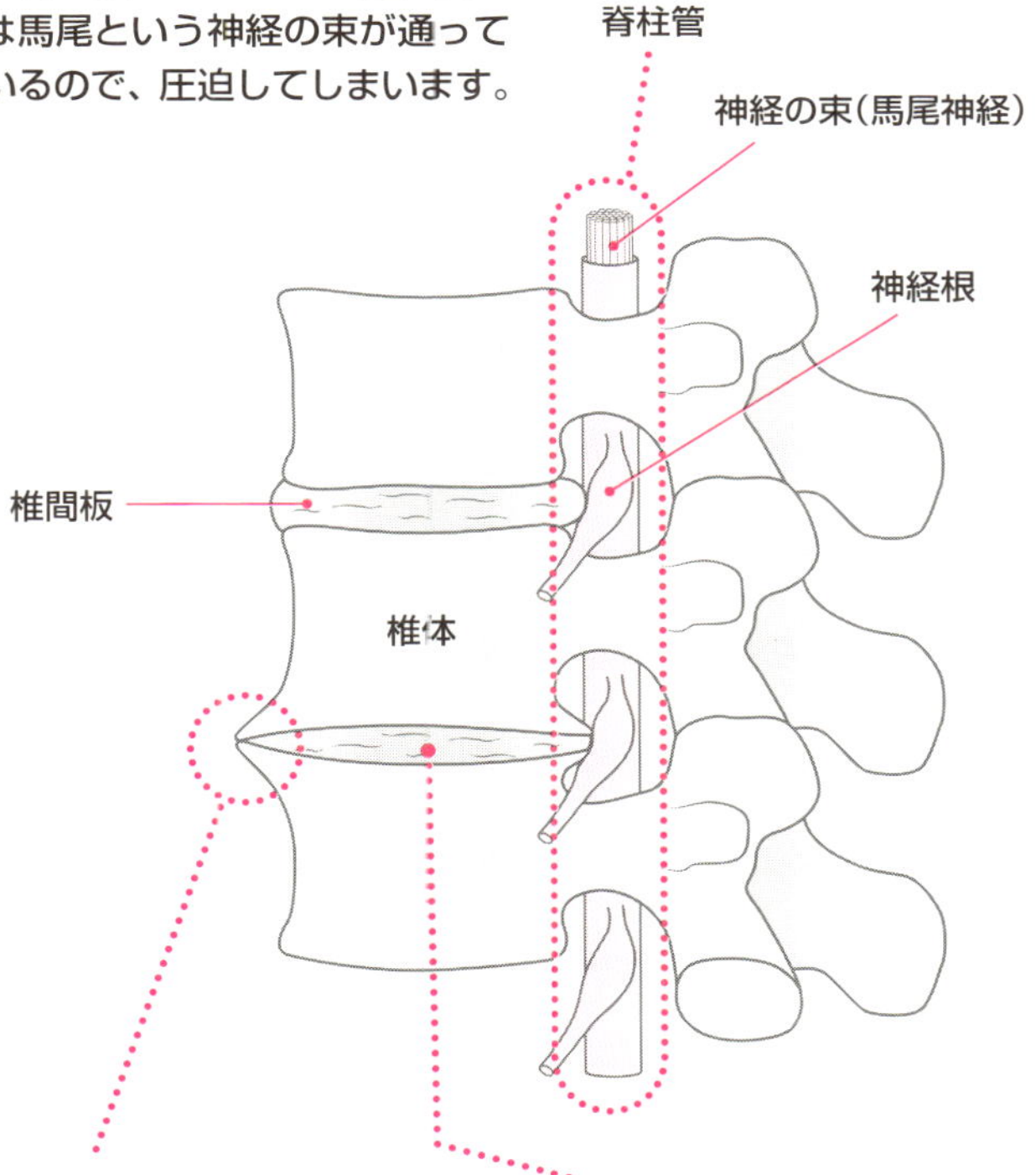

変形性脊椎症
椎間板の弾力がなくなり変性すると、椎体へ負担がかかって変形し、神経を圧迫する

腰椎椎間板変性症
椎間板が変性すると、椎体がズレたり、脊柱管が狭くなったりして、神経を圧迫する

症状

腰痛、しびれ、腰や下肢の神経痛（坐骨神経痛）が現れます。また、歩けることは歩けるけれども、5～10分くらい歩いているうちに、腰や下肢の痛み・しびれがひどくなって休みたくなる「間欠性跛行」が現れる場合もあります。

治療

本書で説明した「ゆっくり体操」をおこなってください。ストレッチングもおすすめします。一般の病院でも散歩などの運動療法をすすめられます。ただ、間欠性跛行がある場合は、飲み薬や注射などの治療を受ける必要があります。

本来、自覚症状はなにもない

中高年で腰痛があって受診すると、しばしば骨粗しょう症が原因だといわれ、骨を強くする薬が処方されます。しかし、骨粗しょう症じたいは骨折でも起こさないかぎり、無症状なのが普通です。

だれでも骨は弱くなってくる

骨粗しょう症という言葉は、高齢社会のわが国では一度は聞いたことがあるでしょう。高齢になると、加齢現象のひとつとして、だれでも骨が弱くなってきます。厳密に言うと、骨の単位体積当たりの密度が減少してくるのです。「骨がスカスカになってくる」と表現されることもあります。

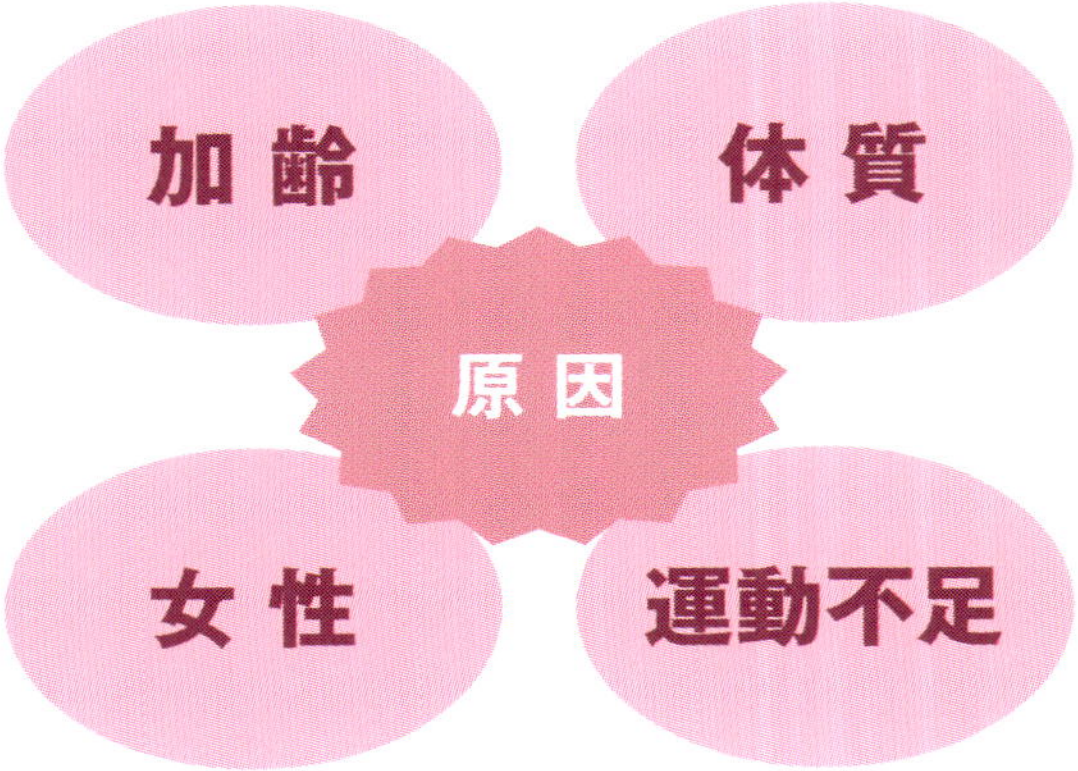

痛みがなく進行していることも

じつは、骨粗しょう症特有の症状はありません。骨が弱くなってきても痛んだりしません。そのため、いつのまにか背骨が自然に、徐々につぶれてきて背中が丸くなったりします。それでも「年を取ってきて自然に腰が曲がってきた」と思われがちです。逆に、そのために骨粗しょう症がひどくなるまで気づかないということがよく起こりえます。

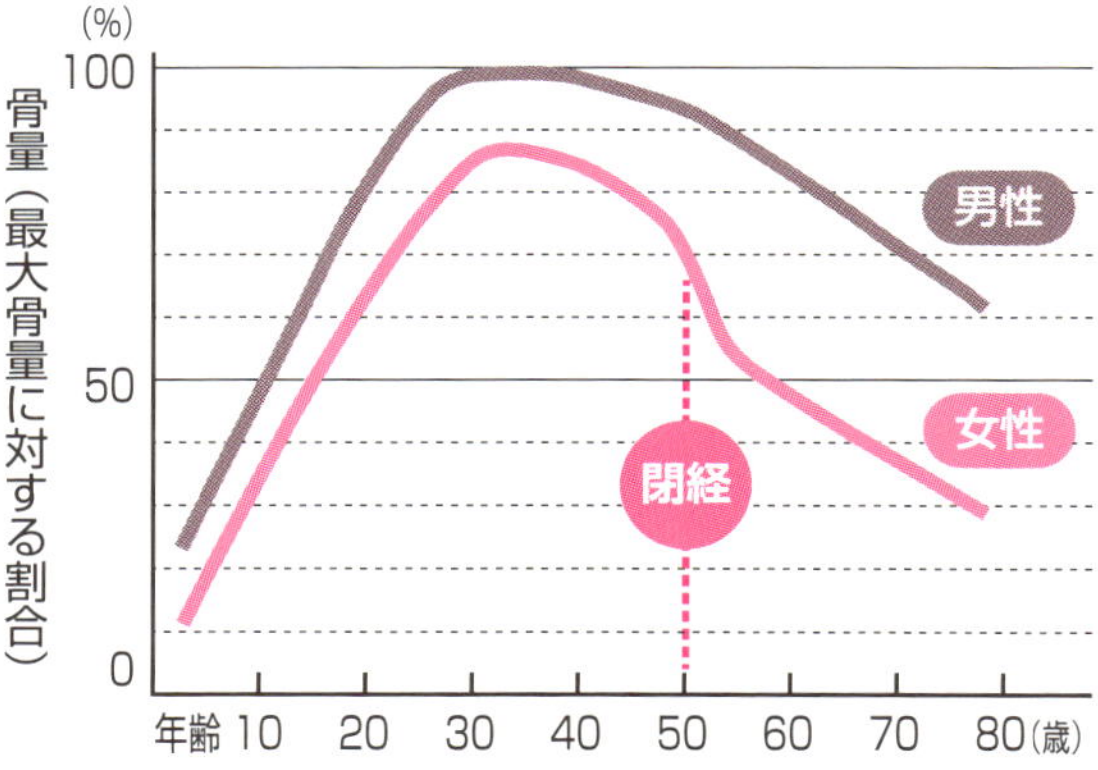

骨量の変化

女性のほうが骨量は少なく、閉経によって急激に減少します。

骨折を起こしやすい

骨粗しょう症が医学的に治療の対象とされるのは、アクシデントとして以下のような骨折が起こりやすくなるためです。

高齢になるとどうしても足元が不安定になり転びやすくなります。その際、骨粗しょう症があると骨折が起こりやすくなるわけです。

腰椎の骨折
(胸腰椎圧迫骨折)

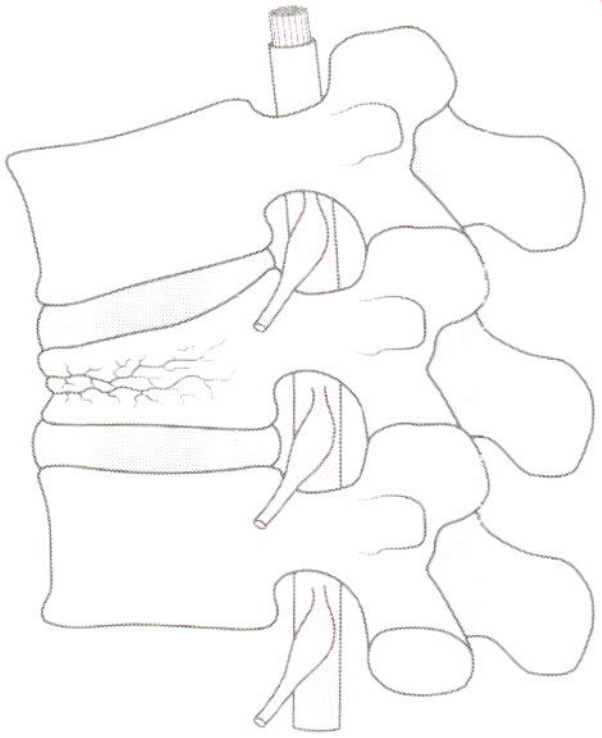

しりもちをついた際や、転んだ際に椎体がつぶれる骨折です。いったん骨折を起こせば、1～2ヵ月間安静あるいはそれに近い状態を強いられます。

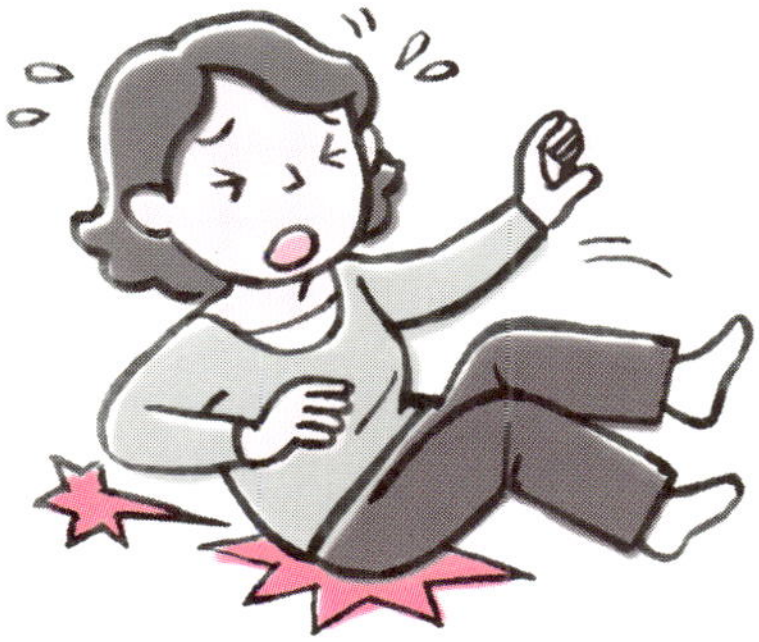

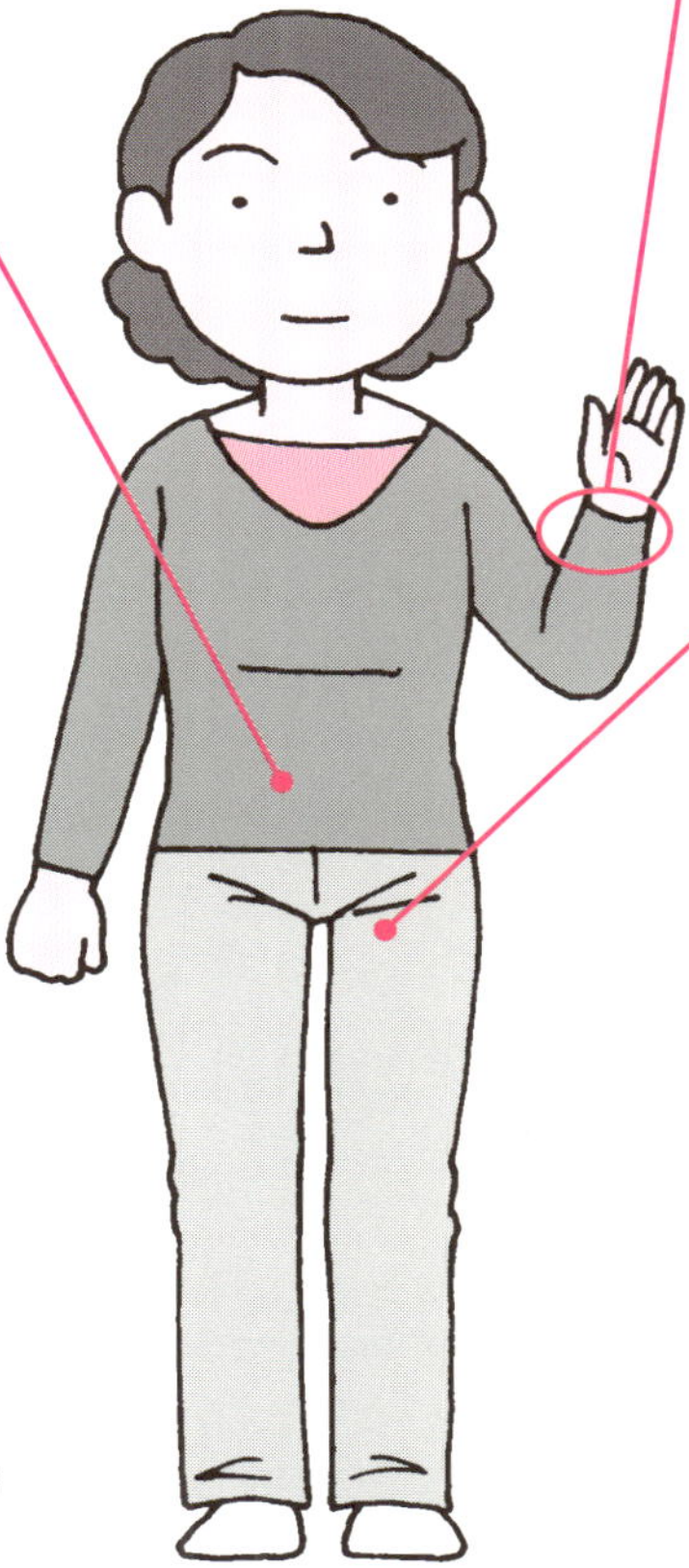

手首の骨折
(橈骨《とうこつ》遠《えん》位《い》端《たん》骨折《こっせつ》)

転んで手を突いた際に、手首の骨、橈骨遠位端を骨折します。この骨折は比較的若い50代半ばから60代前半に多く発生します。多くの場合、手術が必要になります。

ももの付け根の骨折
(大腿《だいたい》骨《こつ》頸《けい》部《ぶ》骨折《こっせつ》)

やはり転倒した際に、ももの付け根の部分、大腿骨頸部が骨折します。この骨折を起こせば、入院、手術ということになります。手術後はまた歩けるようになりますが、足腰の弱りから日常の活動は骨折の前よりも大きく低下する結果になります。

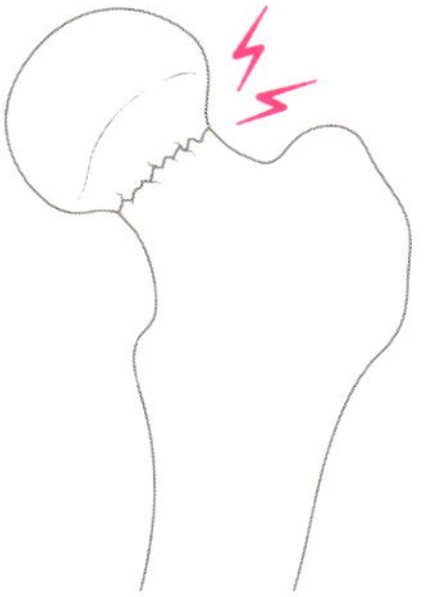

骨粗しょう症②

痛みは「ゆっくり体操」でとれる

骨粗しょう症があって、骨折の危険性がある人は骨を強くする飲み薬が必要です。

さらに、本書で紹介する「ゆっくり体操」などの体操をおこなってください。

検査法

骨粗しょう症は、通常特有の症状がないために、診断には「年を取ってきたから、念のため骨粗しょう症の検査を受けよう」という意識がいります。

背骨のX線写真

X線写真によって、骨粗しょう症がわかる（疑われる）ことはありますが、その程度（ひどさ）はわかりません。

骨密度測定（デキサ法）

デキサ（DEXA）法とは二重エネルギーX線吸収度測定法という方法です。骨の成分のうち、カルシウムなどミネラル成分の量を測定します。骨粗しょう症による骨折が起こりやすい、背骨や大腿骨頸部をはじめとして、全身の骨密度を測定することができます。測定は痛くもかゆくもなく、約20分で終わります。

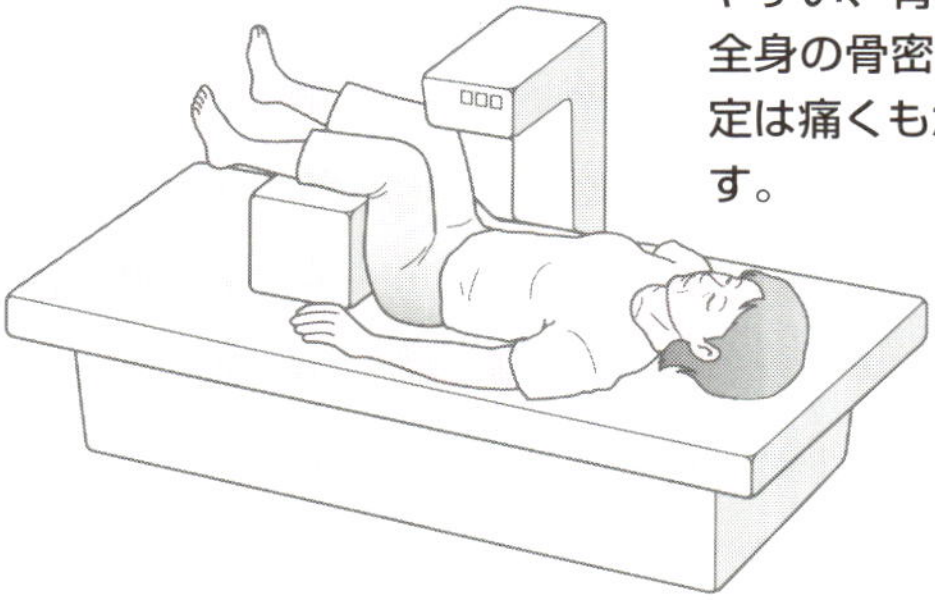

比較的大きな器械なので小さなクリニックなどでは備えていないことが多い

そのほか

簡便な方法ですが、30年以上前に使用された器械で、現在は有効性はないといわれます。

MD法

手のX線写真を撮って、映像の濃淡から骨密度を測定します。

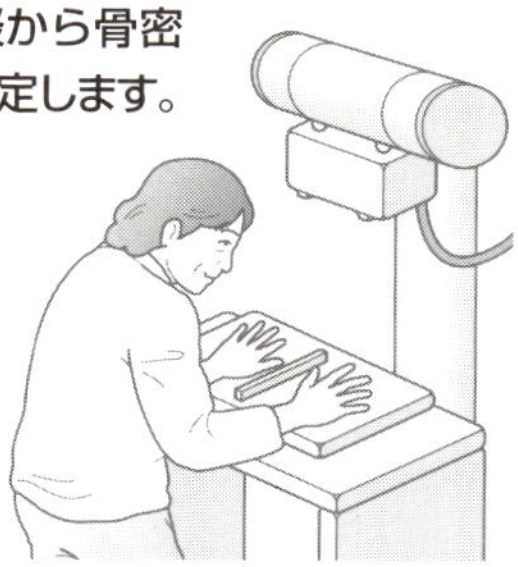

超音波

足のかかとの骨に超音波を当てて、骨密度を測定します。骨折の危険性をみるため、健康診断などで用いられます。

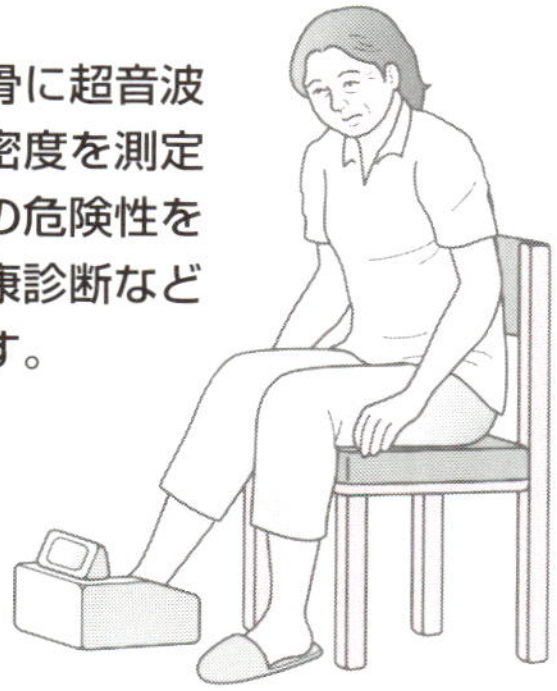

薬と運動で骨量を維持していく

一度減ってしまった骨量を増やすことは簡単ではありません。しかし、減少を止めることは可能です。そのためには、骨を強くする薬を飲み、運動をします。

しかし、しばしば骨粗しょう症のある人は高齢だったり、背骨の圧迫骨折があったりするので運動がままならないことも実情です。その場合にも、できる範囲で運動してください。例えば歩くことはできませんか。もちろん可能なら、テニス、卓球、などうっすら汗をかくようなスポーツをすることはさらに有効です。

治療

薬と運動で骨量を減らさないようにします。食事でも骨を強くする栄養成分をとりましょう。

薬

ビスフォスフォネート、サーム、活性型ビタミン製剤などの飲み薬、カルシトニン製剤の注射などを使用します（70ページ参照）。

運動

骨は休ませると弱くなり、常に動いて体を使っていると強くなるという、筋肉と同じ性質があります。したがって、骨粗しょう症の人は運動することが必須です。

食事

カルシウムやビタミンDをとるようにしましょう（70ページ参照）。

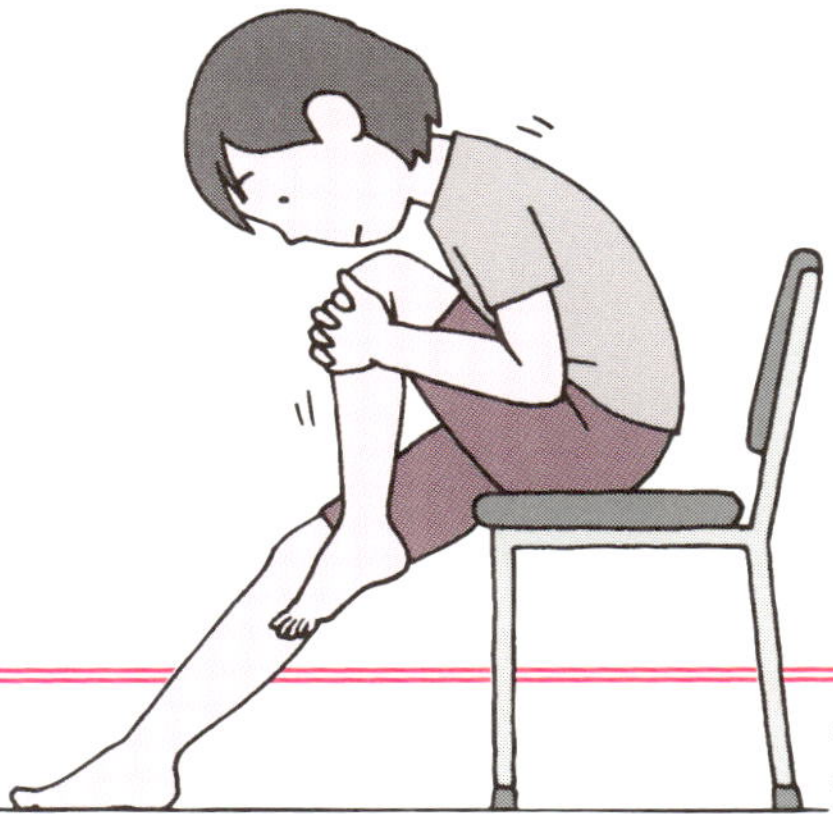

背骨の圧迫骨折後の腰や背中の痛みには

背骨の圧迫骨折を起こすと、強い痛みが起こり、通常三～四週間の安静臥床《あんせいがしょう》、その後三～四ヵ月間はコルセットを装着してのおとなしい生活を強いられることになります。通常、半年も過ぎると骨が癒合《ゆごう》して、骨折部位には痛みは無くなるのですが、その時期を過ぎても、腰痛や背部痛が続くことがよくあります。

その原因は骨折後の安静とその後の背骨をかばう生活のために、背骨を支える筋肉がすっかり弱ってしまったからです。圧迫骨折したときの痛みの恐怖感が心に残って、それがいっそう、動きや活動を不活発にしてしまいます。

このような場合にも、ゆっくり体操のような穏やかな動きの体操から始めれば、動かすことへの恐怖心を克服していけます。さらに固く弾力性がなくなったハムストリングスのストレッチングで、徐々に背骨の固さが取れて動きやすくなっていきます。

骨粗しょう症の薬と使い方

骨粗しょう症の薬にはいくつかの種類があります。ほとんどは骨を強くする飲み薬ですが、注射薬もあります。食べ物から骨を強くする栄養成分をとることも大事です。

カルシウム製剤

カルシウムが飲み薬になったものもあります。

薬 乳酸カルシウム、カルチコール、アスパラ-CAなど

カルシトニン製剤

骨は毎日、「古い骨は壊して、新しい骨をつくる」という新陳代謝をくり返しています。骨粗しょう症はつくるよりも壊すほうが過剰になった状態です。

カルシトニン製剤はこの壊す作用を抑える薬剤です。

薬 エルシトニン、カルシトランなど

ビタミンD

腸からカルシウムの吸収を促進する、骨から血中へのカルシウムの放出を高める、筋力を高める、という作用があります。

骨はカルシウムでできていますが、ビタミンD不足は骨が弱くなる原因になります。骨粗しょう症では通常ビタミンDが不足ぎみです。現在使われるビタミンD製剤は活性型と呼ばれ、体に吸収されやすい形になっています。

薬 ワンアルファ、アルファロール、ロカルトロール、オキサロール、エディロールなど

食べ物からも

ビタミンDは一部体内でもつくられますが、食物として摂取する必要があります。

食べ物

魚：アンコウの肝、しらす干し、イワシの丸干し、すじこ、イクラ、サケ、ニシン、サンマ、数の子、サバ、煮干しなど

魚以外：キクラゲ（乾燥品）、干しシイタケなど

日光が必要

ビタミンDが体内でつくられるには、日光を浴びる必要があります。戸外でのウォーキングは運動そのもの以外にビタミンDをつくるという意味でも重要です。

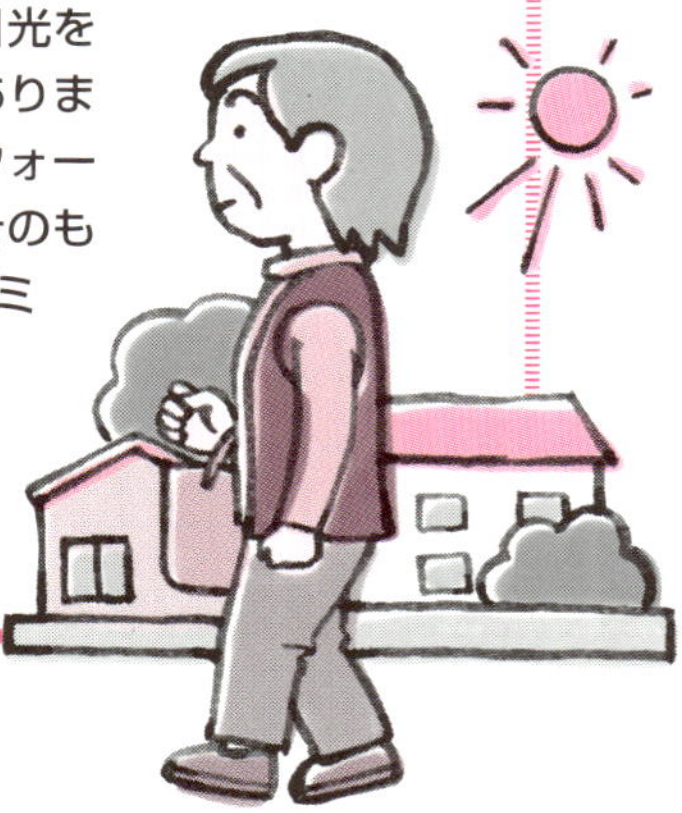

骨粗しょう症の薬

サーム（SERM）

女性ホルモンには骨を維持する役割がありますが、この薬剤はその骨への作用だけを取り出した薬剤です。副作用はあまりありませんが、人によっては腹部膨満感、ほてりや乳房緊満などの女性ホルモン様症状、まれに静脈血栓症などがあります。

薬 エビスタ、ビビアント

ビタミンK製剤

ビタミンKは骨代謝に必要なビタミンです。頻度はあまり多くはないですが、この薬剤が用いられることもあります。

薬 グラケー

抗ランクル（RANKL）モノクローナル抗体

比較的新しい薬で、これも骨吸収を抑制する薬です。ほかの薬剤があまり効果がないときに使用します。

薬 ランマーク、プラリア

ビスフォスフォネート製剤

骨の吸収を抑制して、骨粗しょう症を改善する薬です。現在の骨粗しょう症薬の中心です。

副作用は胃・腹部不快感、胸やけ、腹痛など。まれに顎骨壊死《がくこつえし》があり、抜歯する際は抜歯の前後の1～2ヵ月はこの薬を休薬する必要があります。

薬 アレディア、テイロック、フォサマック、ボナロン、ベネット、アクトネル、リカルボン、ボノテオなど

副甲状腺ホルモン

副甲状腺ホルモンには骨を維持する作用があります。このホルモンを合成した骨粗しょう症薬が最近できています。ほかの薬があまり有効でない場合に用います。注射薬で、毎日または毎週投与します。

薬 テリボン、フォルテオ

記載した薬剤名はジェネリックではない商品名です。

骨を強くする薬を中心に

骨を強くする（骨量をあげる）薬であるビスフォスフォネート製剤が中心になります。以前は毎日服用でしたが、現在では一週間に一回、または月一回内服すればよい薬が主流になっています。

ビスフォスフォネート製剤が飲めない場合は、サーム（SERM）系の薬を服用します。この薬はビスフォスフォネート製剤よりは骨量をあげる効果は劣りますが、ずっと副作用は少ないです。

ビタミンDは骨量をあげる作用はあまりありませんが、副作用が少ないこと、筋力向上の作用があるなどの利点があります。

注射としてカルシトニン製剤もよく使われます。さらに最近では副甲状腺ホルモンの注射も使用されます。いずれも毎日、または週一回注射します。これらの薬は骨量をあげる効能以外に、胸腰椎の圧迫骨折後の痛みに有効です。

COLUMN

心理的なストレスが腰痛を長引かせることがある

気づかないうちに腰痛の原因になることも

　これまで、不安やおびえが腰痛を慢性化させることがあると説明してきました。しかし、自分では不安やおびえなどないと思っていることもあります。

　ところがこうした心理的なストレスは腰痛を引き起こす原因や長引かせる原因になることもあります。

　画像検査でなにも異常がないといわれ、自分でも不安やおびえを自覚できない場合、心理的なストレスが原因になっていないか、見直してみましょう。左記のような質問票を使って調べる医療機関もあります。

ストレスチェック

　以下のようなことがあったら、自分の生活を見直してみることをおすすめします。

- □ 泣きたくなったり、泣いたりすることがある
- □ いつもみじめで気持ちが浮かない
- □ いつも緊張してイライラする
- □ ちょっとしたことで腹が立つ
- □ 食欲があまりない
- □ 一日のなかでは、朝方がいちばん気分がすぐれない
- □ なんとなく疲れる
- □ 仕事がうまくいかない
- □ 睡眠不足だ
- □ 痛み以外の理由で寝つきが悪い

BS-POP(整形外科患者における精神医学的問題を知るための簡易問診票:患者さん用)

4

腰痛の治療法を総点検

腰痛の治療として、病院やクリニックでは、
痛みどめの注射や、腰を温めるリハビリなどが
おこなわれているようです。
しかし、なかには必要がないものも。
一般におこなわれている治療を
ここで見直してみましょう。

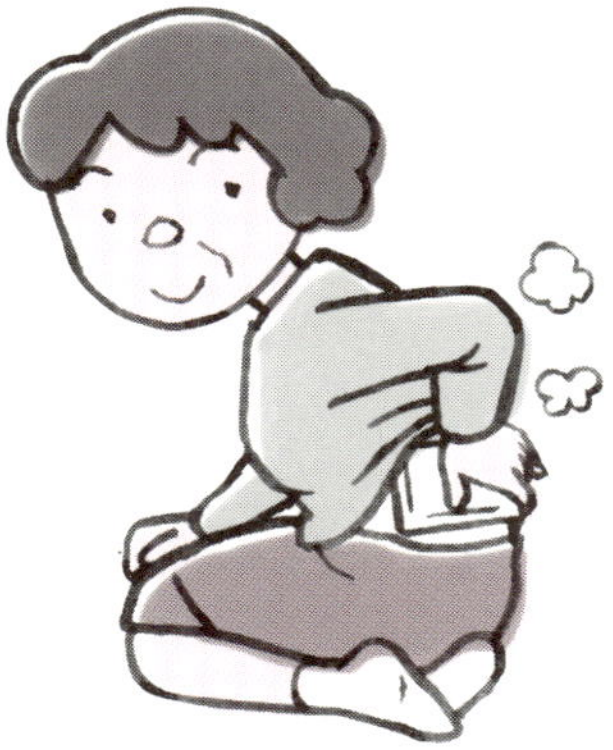

取り入れる病院が徐々に増えている

一般の病院やクリニックでも、腰痛治療に、最近は運動療法をすすめることがあります。本書で紹介している体操は、ごく簡単で有効。痛みがあってもできる運動療法です。

運動療法の効果が認められてきた

一般の病院では、これまで運動療法をすすめていませんでした。患者さんにしてみれば、運動では特効薬をもらった気になれないし、病院のほうでも、運動のやり方を指導できないから、というのが大きな理由だと考えられます。

しかし、薬物療法と物理療法が中心だった腰痛治療が、近年変わりつつあります。運動が有効であることがわかってきたからです。左記のように、アメリカの腰痛治療のガイドラインでも、運動療法がすすめられています。

本書をお読みになった方は、ぜひ運動の効果を信じて、「ゆっくり体操」から始めてください。

最初におこなわれる治療

腰痛の治療は、徐々に変化してきています。一般の病院では、運動療法として、ウォーキングなどの有酸素運動をすすめることもあるようです。ただ、本書の「ゆっくり体操」は、運動療法の決定版ともいえる方法です。

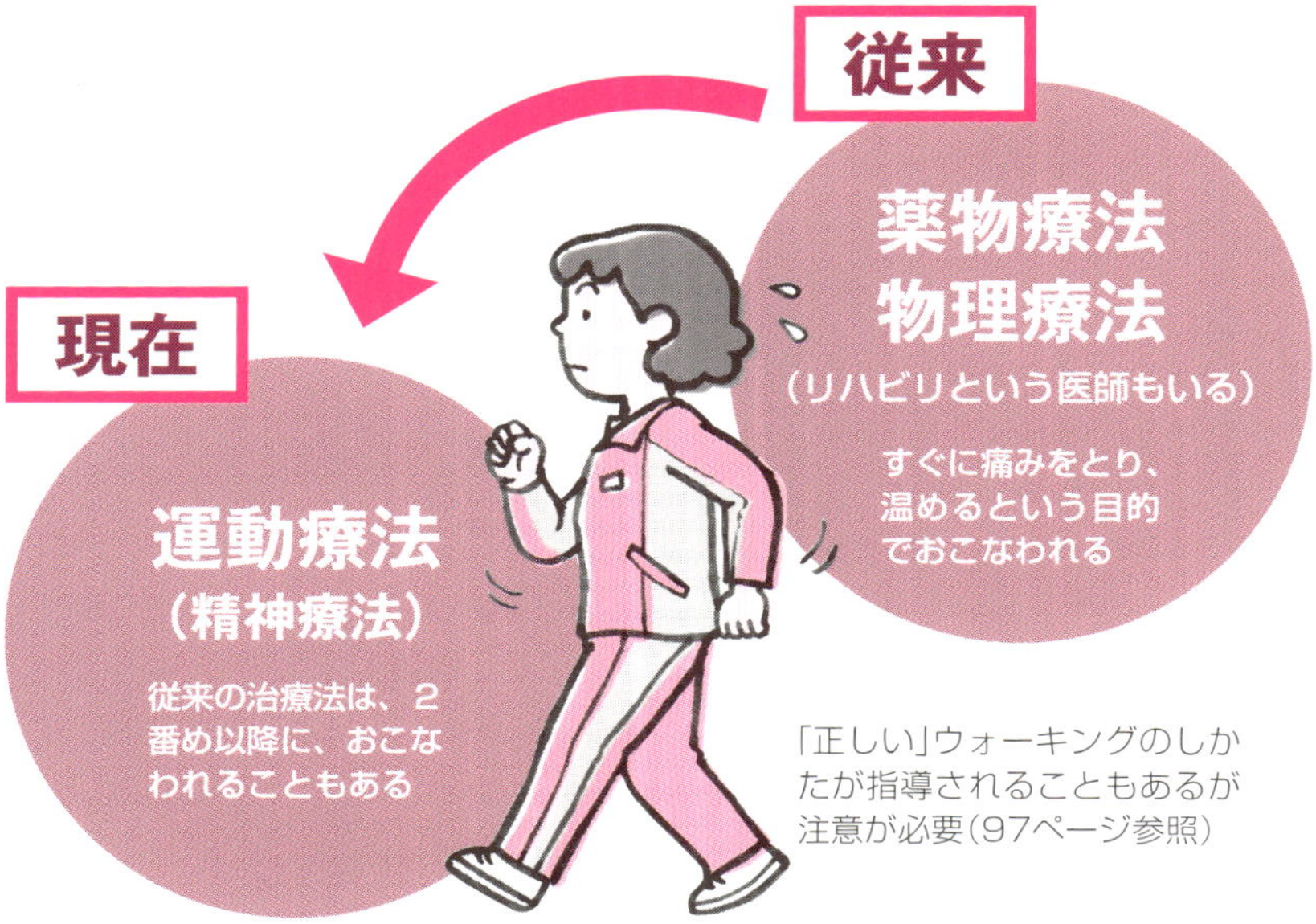
従来
薬物療法
物理療法
（リハビリという医師もいる）
すぐに痛みをとり、温めるという目的でおこなわれる
現在
運動療法
（精神療法）
従来の治療法は、2番め以降に、おこなわれることもある
「正しい」ウォーキングのしかたが指導されることもあるが注意が必要（97ページ参照）

運動療法の効果

腰痛治療におすすめの運動療法ですが、その効果は、腰の筋肉や骨をほぐして痛みをとるだけではありません。そのほかにも、さまざまな効果が見込めます。

筋力アップ
腰をしっかり支えるには、筋肉が必要

可動域の拡大
関節がほぐれ、動かせる範囲が広がる

ストレス解消
体を動かすのは気持ちがいい。心身のストレス対策に

代謝改善
体内でのエネルギー代謝がよくなり、肥満防止に

痛みの軽減
運動じたいに痛みを軽減する効果がある（76ページ参照）

ガイドラインでも運動が認められた

（2007年、アメリカ内科学会、疼痛学会による腰痛治療のガイドライン。Chou R. et al.:Annals of Internal Medicine 2007;147:478-91）

推薦1：医師は患者の病歴と症状をよく調べて、非特異的腰痛なのか、下肢の神経症状を伴うものか、あるいは背骨に他の病気があるものかについて鑑別しなければならない。

同2：非特異的腰痛に対してはX線などの画像検査をする必要はない。

同3：下肢に進行性の神経症状があったり、原因として何か別の病気が疑われるような場合は画像検査をすべきである。

同4：下肢に神経症状があったり、脊柱管狭窄症の症状があって、手術治療や硬膜外ブロックが考えられる場合は、MRIやCTなどの画像検査をすべきである。

同5：医師は患者に腰痛の予後を説明し、今までの活動をできる範囲で継続すること、自分でやれる治療法をアドバイスしなければならない。

同6：医師は必要な場合は、アセトアミノフェンかNSAIDをその副作用、長期的には効能がないこと、等を説明したうえで投与すべきである。

同7：それらの治療でよくならない場合は、集中的なリハビリ、運動療法、鍼、マッサージ、脊椎マニピュレーション、ヨガ、認知行動療法、等で治療すべきである。

医学研究報告

運動療法には抗炎症効果があると認められた

運動は直接的に炎症を抑制する

腰痛に対する運動療法は腰の筋肉や骨をほぐし、体を動かす不安感をとるためにおこなうという説明をしてきました。しかし、それと同等に、いや、それ以上に運動療法にはもっと積極的な効果、即ち疼痛《とうつう》抑制効果があるのです。

腰痛では、背骨の椎間板、骨と骨をつなげているすじ（靭帯《じんたい》）、あるいは背骨を支えている筋肉に炎症が起きています。

炎症が起きている細胞に穏やかな運動（動かすこと）を与えると、その炎症が治まってくることが二〇〇〇年頃からさまざまな実験であきらかにされてきました。その研究のいくつかを紹介します。こ

論文①

2000年
ズーほか
Xu Z, et al. :
J Immunol
165:453-60
2000

シャーレの中で培養した（増やした）ひざの軟骨に薬品で炎症を起こさせる。そのシャーレの底は柔らかなプラスチックでできている。底を周期的に引っ張ることで細胞が引っ張られて運動した状態になる。引っ張る力が強すぎもしない、弱すぎもしない、ちょうどよい力で引っ張った場合に、細胞の炎症が鎮まることが明らかにされた。炎症の度合いは細胞から出る炎症性サイトカインなどで測定した。

炎症時に出る物質量の比較

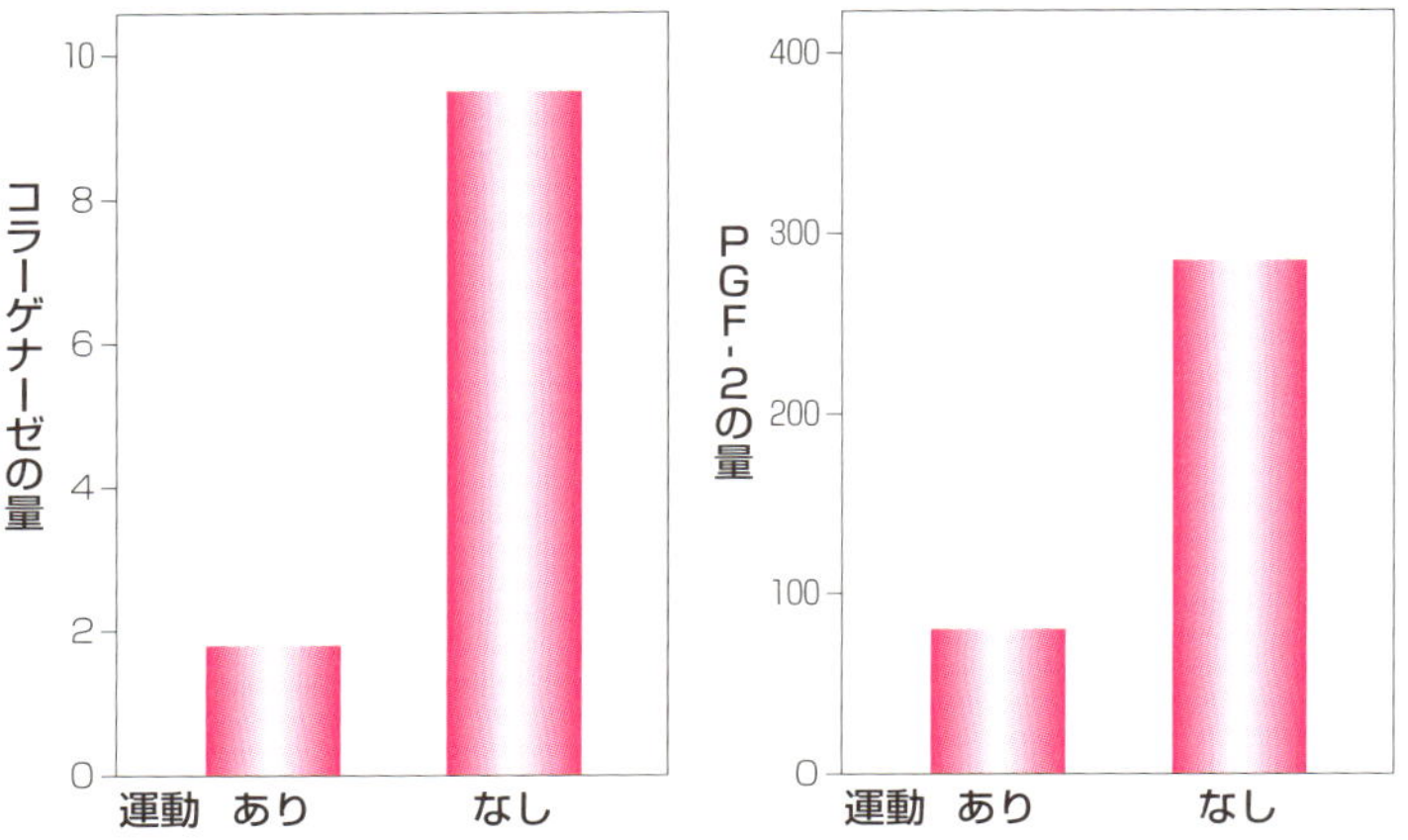

論文②

関節リウマチのひざ関節からとった細胞を培養して、周期的に、穏やかに細胞を引っ張った。その結果、細胞から分泌される関節軟骨を溶かす酵素（それによってリウマチ関節は破壊される）が低下した。
引っ張らなかった細胞ではその酵素は、むしろ増加した。

2002年
サンほか
Sun HB, et al. :
Matrix Biol
2002;21:263-70

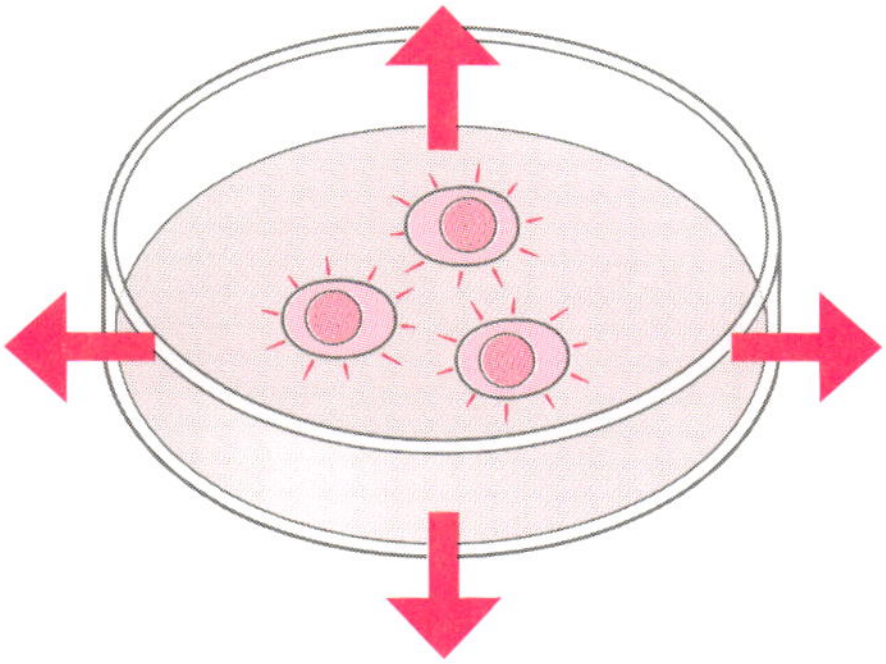

シャーレの底を引っ張ることで、炎症を起こした細胞が運動することになる

論文③

実験動物のネズミのひざに関節炎を起こさせる。そのネズミを３グループに分けて、28日間、一日１時間、回し車で運動させる。回すスピードを遅い、中くらい、速いの3種類に分けた。28日後、関節炎はスピードが「遅い」と「中くらい」のグループで収まったが、「速い」のグループではひどくなった。

2004年
ガロアほか
Galois L, et al. :
Osteoarthritis
cartilage 2004;
12:779-86

回し車の回転速度は３種類。
速いグループは炎症が悪化

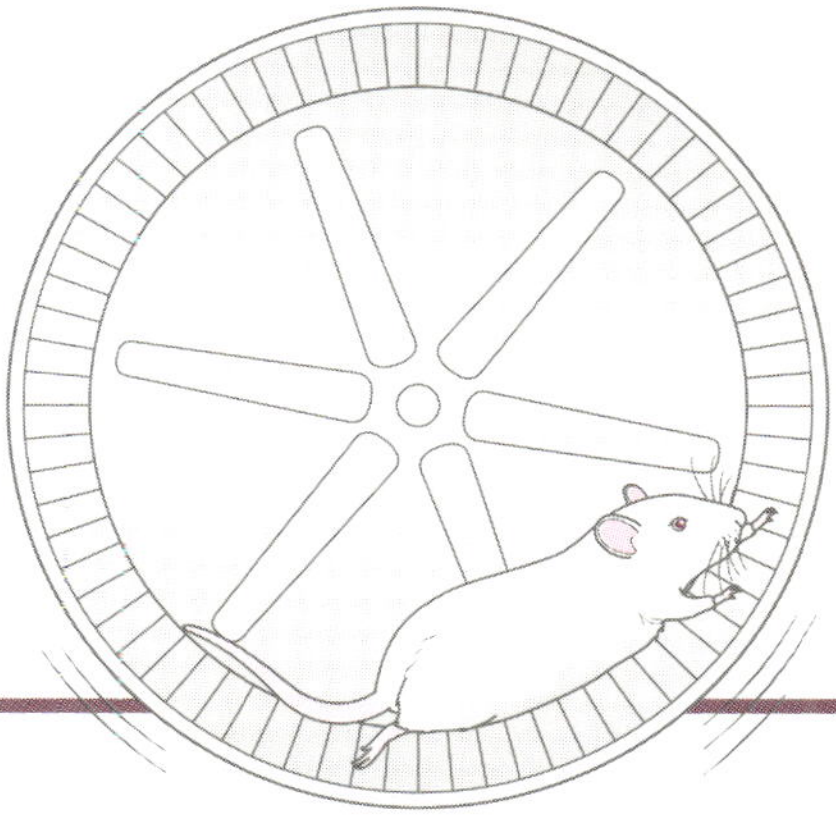

れらの研究は、炎症を起こしている細胞や関節に一定の穏やかな運動をさせると、関節の炎症は収まってくる、即ち運動には抗炎症作用があるということを示しています。

背骨の炎症に対する研究結果は現在のところまだないのですが、腰痛での炎症を起こしている椎間板、靭帯、筋肉でも同様の抑制効果が働いて炎症が抑えられ、痛みが減少すると考えられています。

運動は強すぎても弱すぎてもダメ

物理療法

温める治療は自分でできる

腰痛になれば、しばしば病院やクリニックを受診します。そこでは物理療法として、腰を温める治療がおこなわれますが、考えてみたら、これは自分で、自宅でできることではありませんか。

自分でできること

腰を温めるだけなら、自分で、自宅で、できることはあります。風呂に入ること、カイロを貼ることは、むずかしいことではありません。

お風呂に入って体を温めることは血行をよくし、静脈のうっ血を解消させる、腰痛を和らげるよい方法です。気持ちもほぐれます。

腰痛がひどいときは、一日に2回も3回も入ってください。

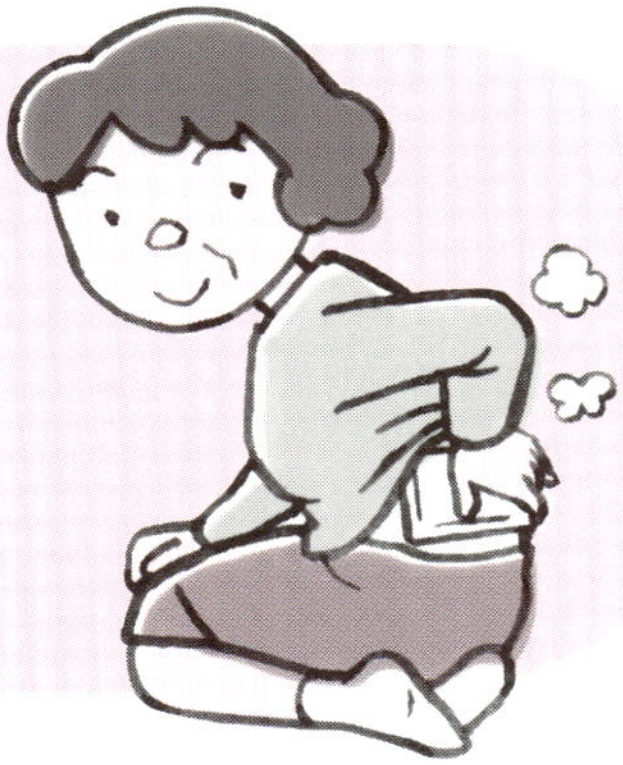

お風呂に入っていないときは、使い捨てカイロなどを当てておくと、腰痛はずいぶん楽になります。

肌に直接貼らず、衣服の上から貼りましょう。

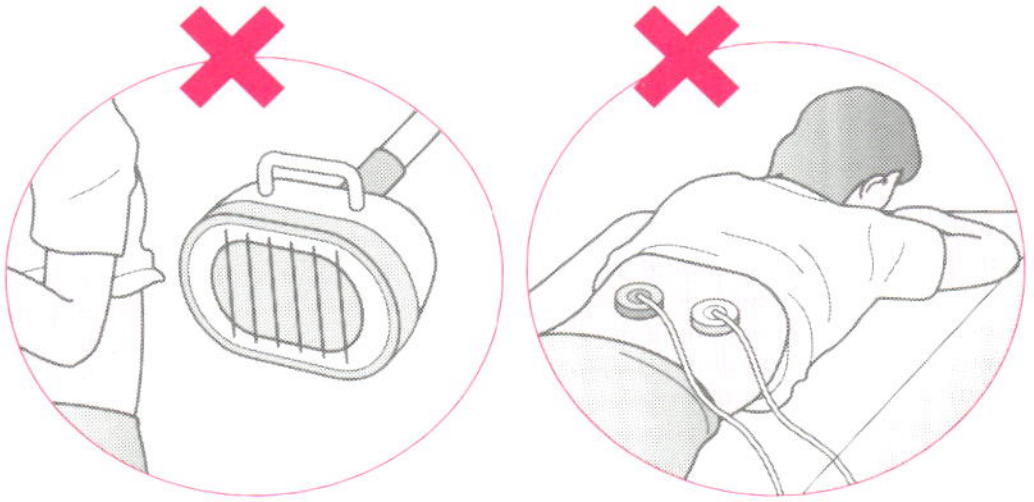

病院やクリニックに、物理療法と称してひんぱんに通わなくてもよい（84ページ参照）

冷えは痛みの感じ方を強くする

痛みの感じ方は人によってちがいます。同じ刺激でも、痛みを感じる人は痛みの閾値《いきち》が低いといいます。閾値とは痛みを感じるハードルのようなものです。

冷えは閾値を下げます。同じ程度の筋肉や骨の固さでも、痛みとして感じやすくなるのです。また、冷えると体は縮こまり、筋肉は固くなるので、ますます痛みが強くなってしまいます。

温めて血流をよくすることで筋肉はほぐれ、閾値が上がります。そこで、痛みが楽になるのです。

ただし、これは根本治療ではなく、一時的な対処法です。運動療法は欠かせません。

要注意の治療法

従来からおこなわれている治療法のなかには、やってもムダ、やってはいけない、というほどではないけれど、注意が必要なものがあります。上手に取り入れましょう。

バンド、コルセットなど

布やゴムなどでできたバンドや、コルセットを巻くことは安心感を与え、腰椎を安定させるので、腰痛には効果がある方法です。装具療法といわれます。

注意！

ただし、腰痛が軽快するにしたがって徐々にそれらを外す時間を増やしていくことが必要です。

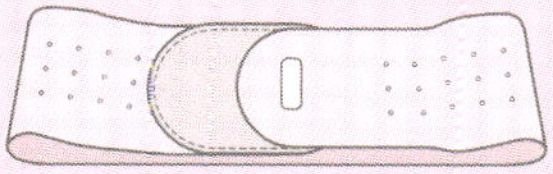

ベルトは腰を保護する道具

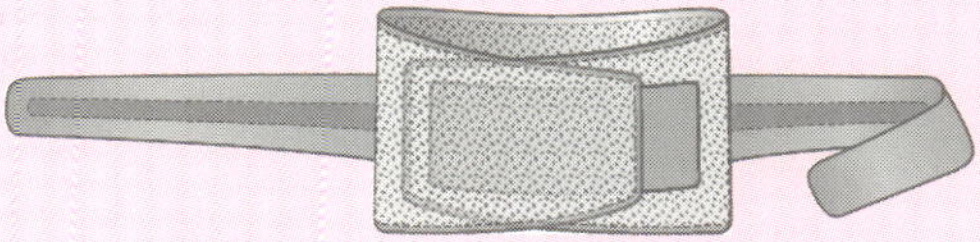

コルセットは腰をがっちり支える

マッサージ

腰痛で腰をマッサージすることは、筋肉の緊張を和らげ、血行を高めるよい方法です。

注意！

しかし、これも一時的抑えの方法です。100回腰をマッサージしても、腰が強化されるわけではありません。第1章で紹介した体操はマッサージと同じ効果が得られます。さらに体操は続けることで徐々に腰を強くしていくことができます。

鍼《はり》

腰痛がひどい場合、鍼は痛みを和らげる効果があります。おこなっても悪くはないでしょう。

注意！

ただし、強い痛みが去ったら、体操をしてください。本書で述べたような体操や運動をしないで鍼だけに頼ってしまうと、腰を弱体化させてしまいます。

薬物療法①

腰痛の原因を治す薬はない

腰痛で用いられる薬には飲み薬や貼り薬があります。これらは、腰痛を治すものではなく、痛みが強いとき、外出や旅行に行くときなど、あくまでも一時的に使う薬です。

腰痛の原因は薬では治せない

痛み止めは文字どおり痛み止めで、一時的に痛みを抑えるだけのものです。筋弛緩薬は腰痛で固くなった筋肉を和らげるだけの、いずれも一時抑えの薬にすぎません。飲みつづけても、原因はそのままです。

副作用が現れる

長く飲みつづけると、胃腸障害や腎機能障害、肝機能障害などの副作用を起こしかねません（82ページ参照）。

痛みの強いときだけ一時的に使う

つらくて動けないようなときに、頓用として飲むのはよいでしょう。

飲み薬には要注意

医療機関を受診するとよく内服薬を出されます。痛み止め（抗炎症鎮痛薬）や筋弛緩薬などです。使ってはいけない、ムダとはいいませんが、使い方には注意が必要です

飲み薬は長く続けない

腰痛で受診すると、しばしば内服薬を処方されます。ひとつは抗炎症鎮痛薬、つまり痛み止めです。もうひとつは筋弛緩薬《きんしかんやく》で、筋肉のコリをほぐす目的で出されます。大事な点は、腰痛の原因を治す

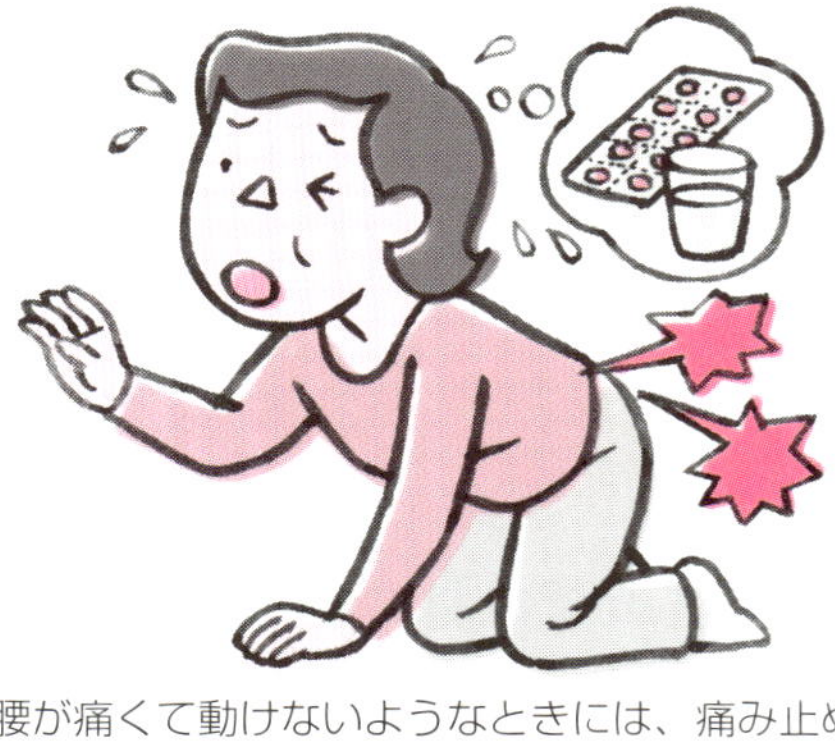

腰が痛くて動けないようなときには、痛み止めが欲しくなる。そういうときには薬を飲んでもよい

湿布薬の使い方

貼っていると腰をサポートされているような安心感があり、おすすめの方法です。ただし、よくなってきたら、徐々に貼る回数を減らしましょう。

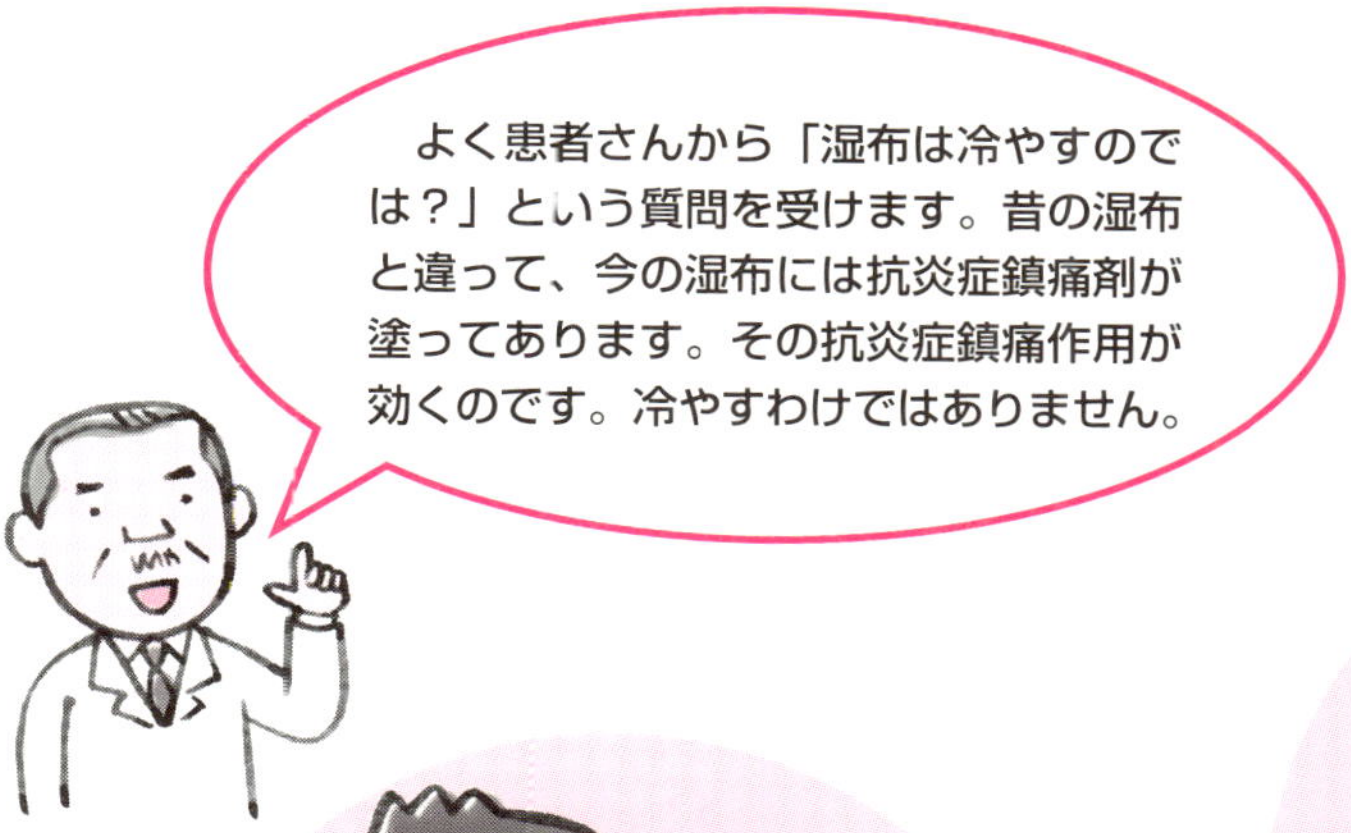

よく患者さんから「湿布は冷やすのでは？」という質問を受けます。昔の湿布と違って、今の湿布には抗炎症鎮痛剤が塗ってあります。その抗炎症鎮痛作用が効くのです。冷やすわけではありません。

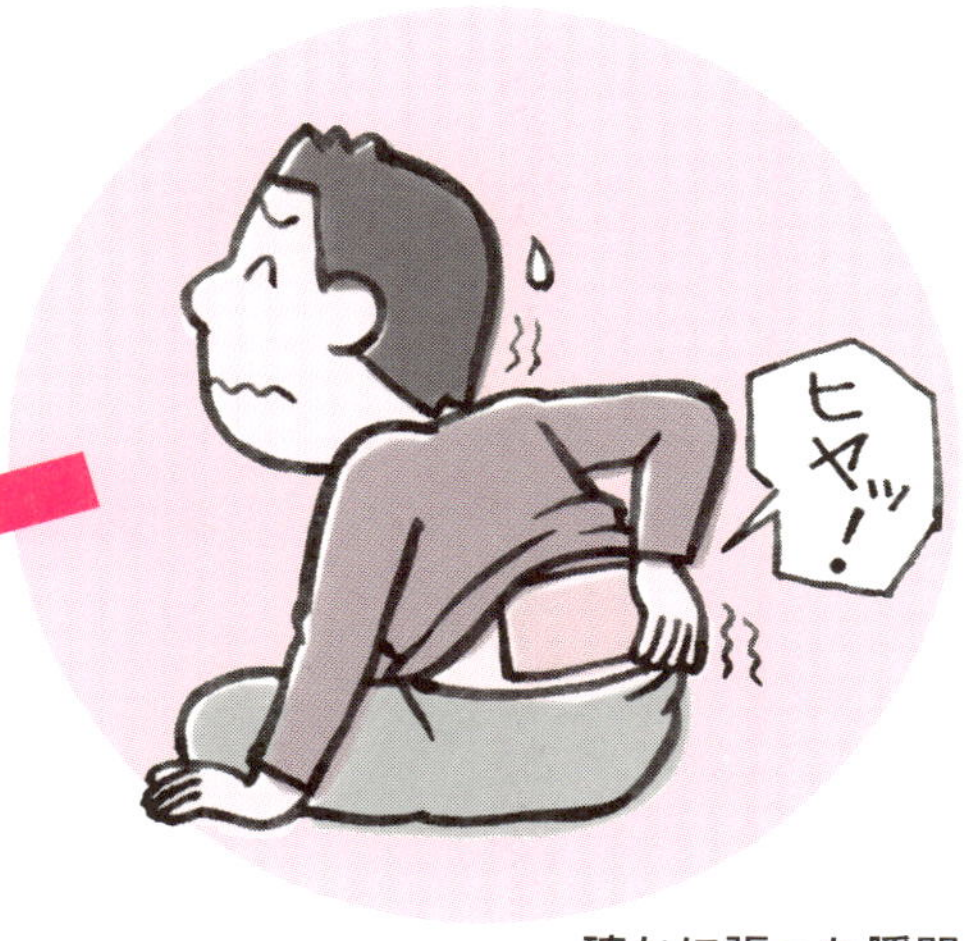

ヒヤッ！

確かに張った瞬間はヒヤッとするが。

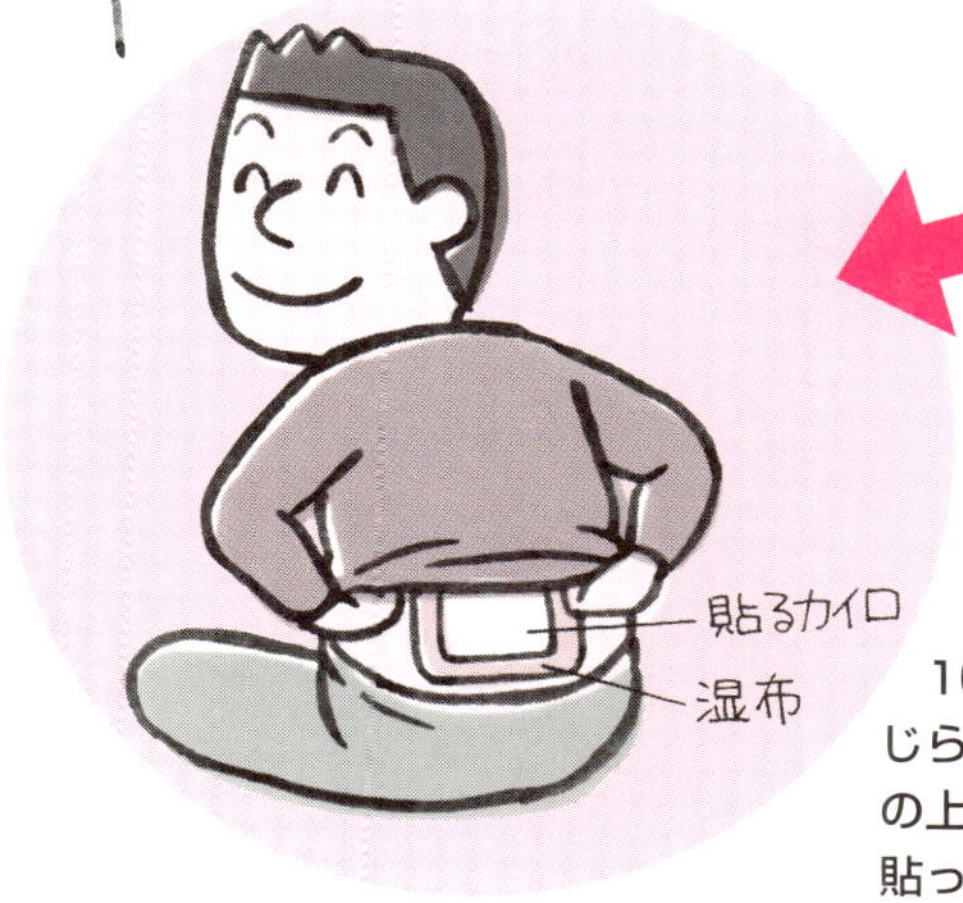

貼るカイロ
湿布

10分もすれば温かく感じられてくる。さらにはその上から、カイロを重ねて貼ってもかまわない＊。

薬はないこと。これらの薬を飲みつづけても、飲めば飲むほどよくなるわけではありません。

医師によっては、これらの薬を一日二回とか三回とか、定期的に服用させる場合があります。しかし、それらの薬は重大な副作用を引き起こす危険性があります。ですから、定期的に継続して飲む薬ではありません。

しかし、腰痛がひどいときなどは、やはり痛みを和らげる薬が欲しいものです。そのようなときに、頓用《とんよう》（一時的に使う）として服用するのが正しい使い方です。

湿布薬は使ってもよい

湿布薬は、表面に抗炎症鎮痛剤が塗ってあり、皮膚から浸透して深部の筋肉に到達することを意図したものです。

内服薬とは違い、全身への副作用はなく、貼っていることによる安心感もあるので、使用してよい方法です。

＊肌の弱い人はご注意ください。

薬物療法②

病院で出される薬を知っておこう

腰痛で用いられる飲み薬は、非ステロイド性抗炎症鎮痛薬と筋弛緩薬です。痛みを和らげる効果があります。そのほか、オピオイドや、湿布などの外用薬があります。使い方を知っておきましょう。

薬の種類と副作用

病院やクリニックで処方される腰痛の薬には、内服薬と外用薬があります。

内服薬 1 非ステロイド性抗炎症鎮痛薬

炎症を抑えて痛みを和らげる作用をもちます。もっとも古い薬は風邪のとき用いられるアスピリンですが、現在では100種類を超えるくらい、たくさんの種類があります。あくまでも一時的に用います（頓用）。

副作用

消化器（胃や十二指腸）の潰瘍《かいよう》・出血や穿孔《せんこう》（穴が開くこと）、腎臓障害（浮腫《ふしゅ》、尿量減少など）、肝機能障害、骨髄機能抑制（貧血、出血傾向、白血球減少など）、眠気、めまいなど。

なお、内服薬ではなく座薬（お尻から入れる剤形）もあります。座薬でも副作用は同じです。

薬剤の例

アスピリン、バファリン、ＰＬ顆粒、ポンタール、オパイリン、ボルタレン、ナボールＳＲ、インダシン、インテバン、インフリー、ブルフェン、フロベン、カピステン、ナイキサン、ロキソニン、ソレトン、ペオン、フェルデン、ロルカム、セレコックス、ソランタール、メブロン、など

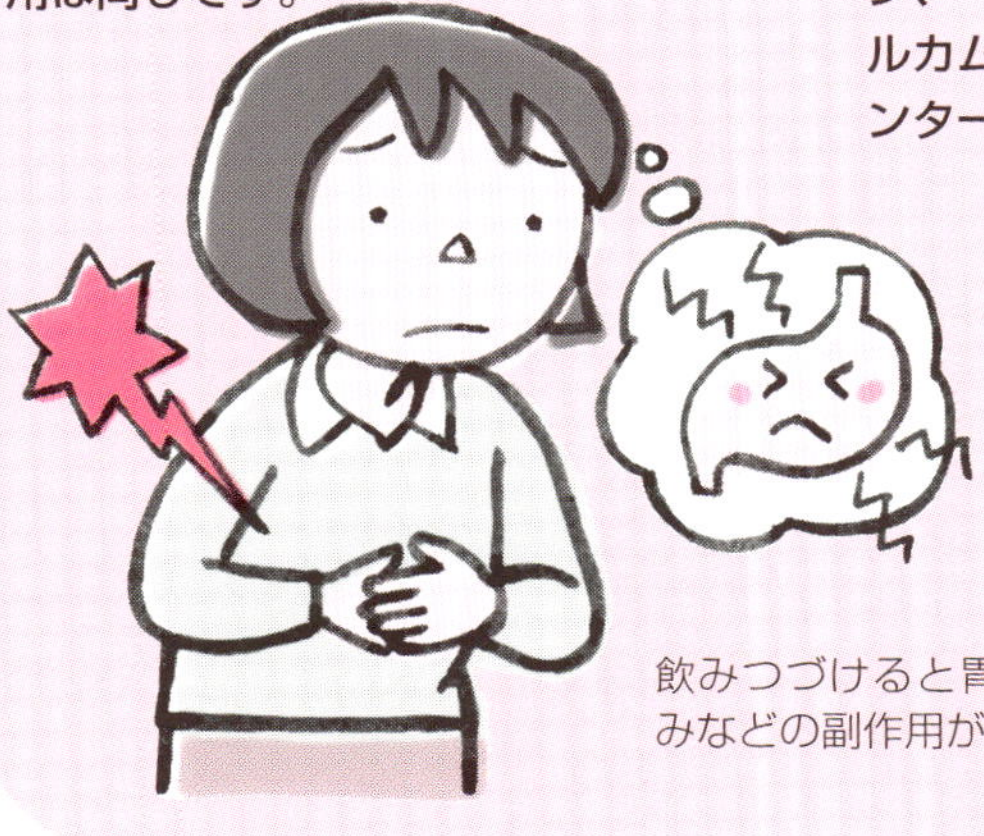
飲みつづけると胃の痛みなどの副作用がある

内服薬 2 筋弛緩薬《きんしかんやく》

腰痛では筋肉が異常に固く緊張してそれが筋肉痛として感じられることがあります。筋弛緩薬はこの筋肉の緊張を和らげて痛みを楽にする薬です。

副作用

めまい、ふらつき、悪《お》心《しん》、嘔吐《おうと》、血圧低下、脱力、倦怠感《けんたいかん》、など。

薬剤の例

ロバキシン、リンラキサー、ミオナール、テルネリン、ダントリウム、など

内服薬 3 オピオイド

強力な痛み止めである麻薬のモルヒネを副作用が少ない形で合成した薬です。腰痛で使うことはまずありません。

副作用

習慣（依存）性、めまい、頭痛、眠気、高血圧、悪心、嘔吐、など。

薬剤の例

トラマール、トラムセット
ノルスパン（外用薬）

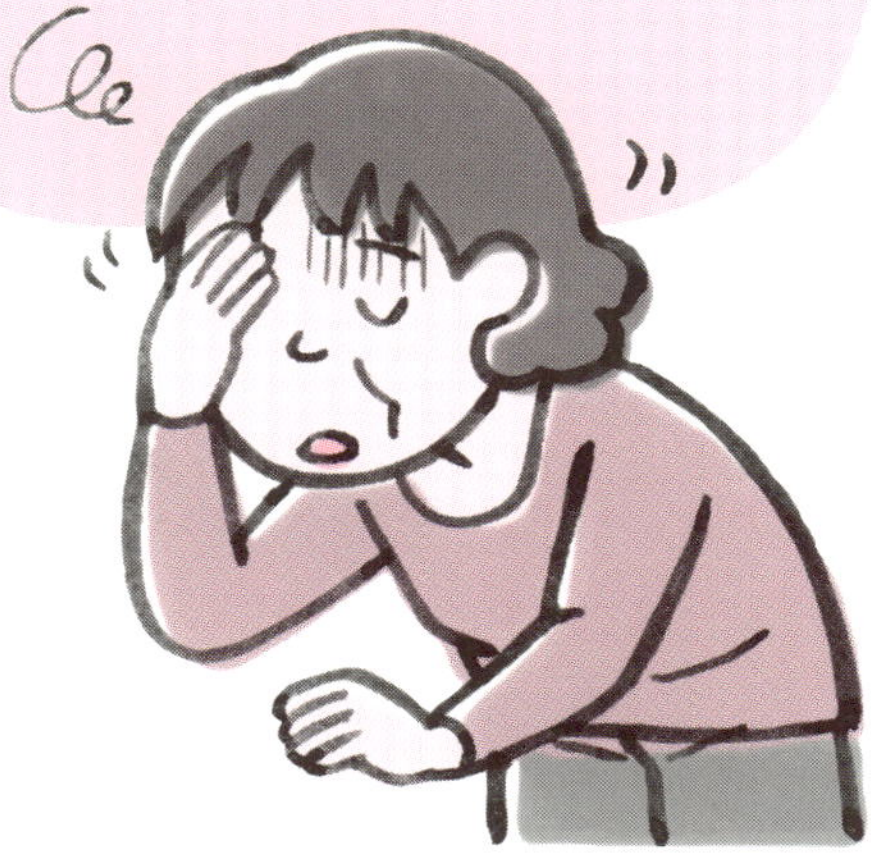

めまい、ふらつきなどが現れることがある

外用薬（湿布、塗り薬など）

非ステロイド性抗炎症鎮痛薬です。湿布や塗り薬の形で市販されているものもあります。外用薬は内服薬とは違って副作用はほとんどなく、おすすめです。

副作用

皮膚の弱い人は皮膚症状など。全身の副作用はほとんどありません。

薬剤の例

●湿布薬（テープ）
モーラス、カトレップ、セルタッチ、ロキソニン、ボルタレン、ミルタックス、アドフィード、フルルバン、ＭＳ温湿布、など
●クリーム（軟膏）
インテバン、ボルタレン、ナボール、セクター、など

不要な治療

注射やリハビリはいらない

病院やクリニックでおこなわれている治療には、現代医学からみれば、あまり意味がない治療法ではないかということがあります。それどころか、むしろ誤った治療だと思われるものも散見されます。

いわゆるリハビリ

NO!

医師から「リハビリにできるだけ毎日通いなさい」と言われることもあります。しかし多くの場合は、なにかの器械で腰を温めたり、ぶるぶるとマッサージしたりするだけでしょう。じつは、これはリハビリではありません。これらの方法は患部を温めて痛みを和らげる、一時的な方法です。同じことは家でゆっくりお風呂に入ればもっと効果的です。

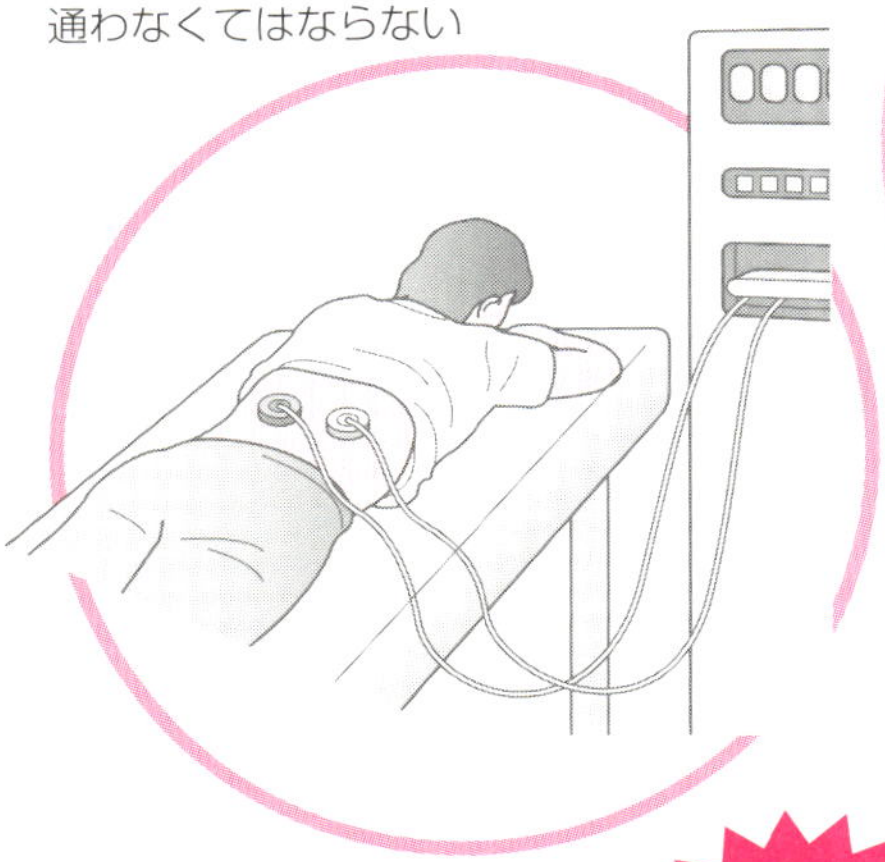

レーザーや電気を当てるために、何度も病院へ通わなくてはならない

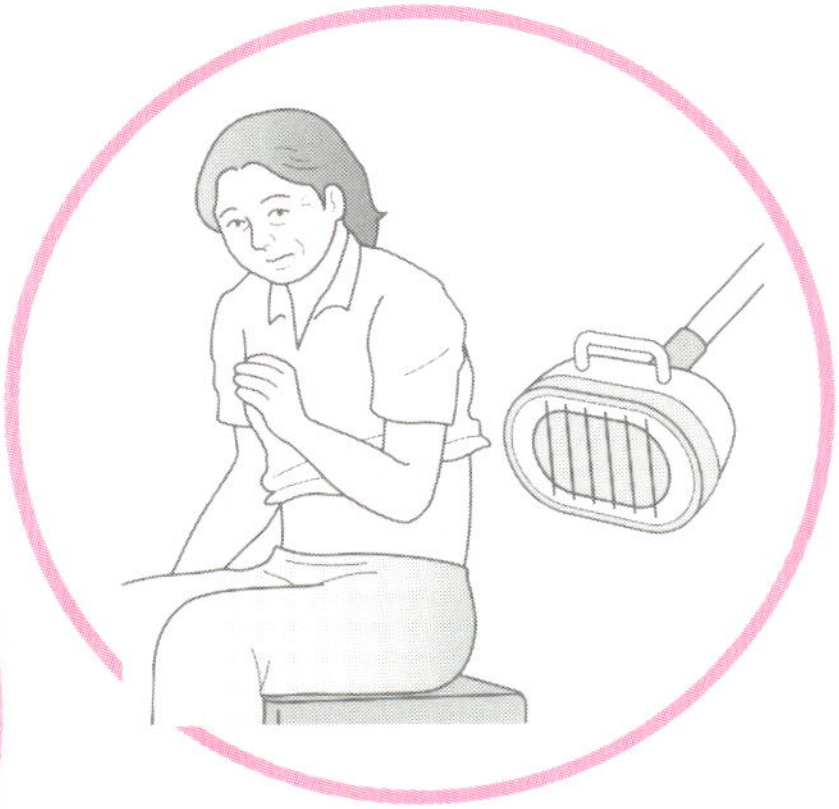

電気（赤外線）を当てるのは、患部を温めて血行をよくするため

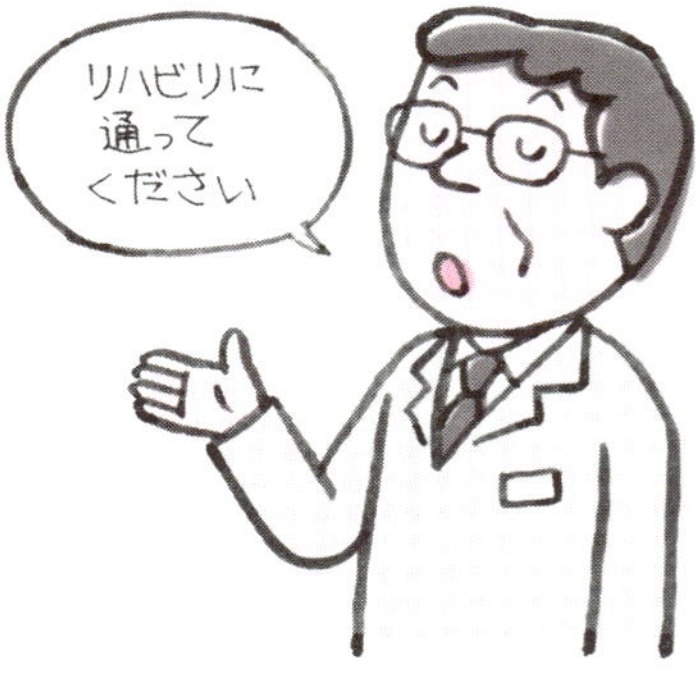

医師に指示されると、なかなか「いや」とは言えないが、自分のことなので、勇気をもって「自宅で自分でやります」と言おう（86ページ参照）

NO!

けん引《いん》も不要

けん引とは腰を引っ張って、腰椎と背筋をゆるめる方法で、腰痛には一時的な効果があります。しかし、持続的な効果はなく、その意味では一時しのぎの方法です。

けん引をするために通院をくり返すなら、家のかもいにぶら下がっても同じ効果があります。

リハビリと物理療法をとりちがえていないか

よく「リハビリ」といわれるのは、じつはリハビリではありません。単に腰を温めたり、マッサージをする物理療法です。

本当のリハビリでは、理学療法士が腰背筋のストレッチ法や腰まわりの筋肉の訓練法などを直接、患者さんに指導します。なんらかの器具を用いながら実地指導してくれます。そして患者さん自身が自分で正しい方法で体を動かし、訓練するのが本当のリハビリです。それには正式な資格を持った理学療法士がいる必要があります。よいリハビリをやってくれるところには、理学療法士が複数常駐しています。

温める物理療法は、自宅でできます。また、筋肉をほぐす物理療法は、体操をすればよいのです。

腰痛に注射はまったく不要

腰痛に対して注射をする医師がいますが、普通の腰痛に注射は不要です。わが国のクリニックでは局所注射がかなりおこなわれますが、せいぜい二〜三時間で効果は切れてしまいます。

また、注射を継続しておこなえば、注射をした部分の筋肉が「線維化」といって固いしこりになってしまいます。

注射は危険

NO!

注射にはいくつかの種類があります。それぞれの効果と危険性を知っておきましょう。

❶ 局所注射

局所麻酔薬を背中や腰、お尻などの痛みを感じる部分、あるいはトリガーポイント（痛みの引き金になっていると考えられる部分）に注射されることがあります。これは単に痛み止めで、一時しのぎです。さらには腰痛では、背骨からの神経のつながりによって原因とは別の部分に痛みを感じることがあり、このような場合は局所注射はまったく無効です。

❷ 静脈注射

痛み止めの薬剤を静脈注射される場合もあります。まったく不要な、危険な注射です。

❸ 硬膜外ブロック

背骨の脊髄をつつむ硬膜管の周りに局所麻酔薬を注射する方法です（右図）。抗炎症薬を加えることもあります。下肢に痛みやしびれなどの神経痛がある場合は効果的です。しかし、普通の腰痛では効果はなく、不要です。

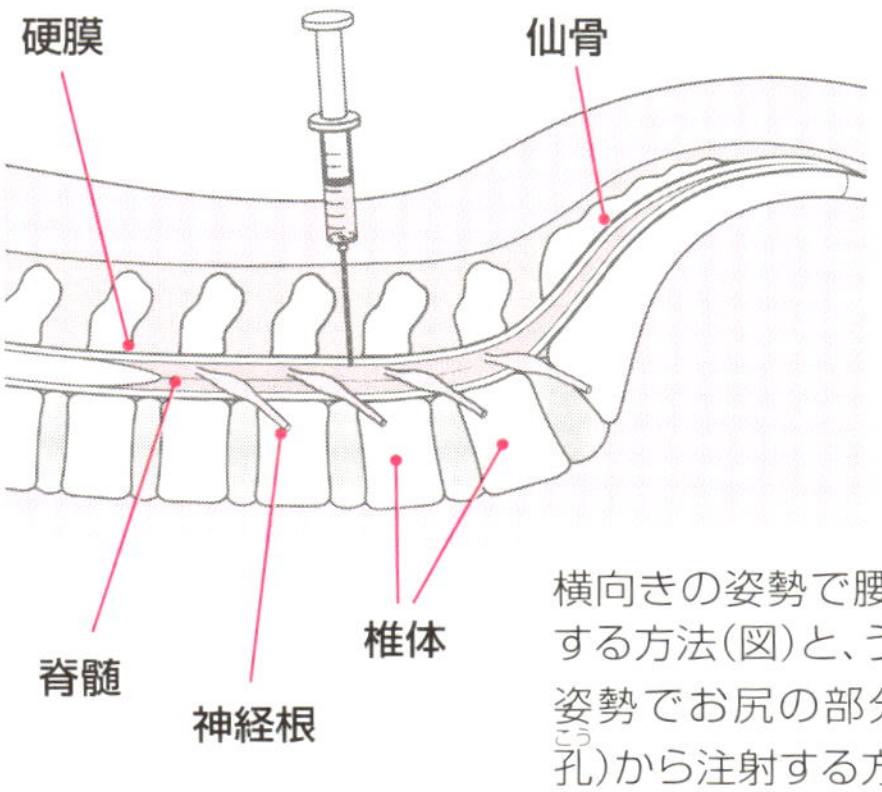

横向きの姿勢で腰椎に注射する方法（図）と、うつぶせの姿勢でお尻の部分（仙骨裂《せんこつれっ》孔《こう》）から注射する方法がある

通院

病院へ行くのは診断、経過確認だけ

電気を当てるため、マッサージをしてもらうために通院をくり返す必要はないとお話ししました。それは病院に行く必要がない、ということではありません。必要に応じて通院する必要はあります。

二つの理由から、病院受診は必要

本書でくわしくお話ししたように、腰痛は自分で治すことができます。では、なぜ病院を受診する必要があるのでしょうか？

まず、腰痛が「普通の腰痛」なのか「特殊な腰痛」かを診断してもらうためです。特殊な腰痛なら、治療法が変わってきます。

もうひとつは、定期的に経過報告をするためです。体操を続けて、どのように症状が変わったのか、さらにどういった体操をするとよいかなどについて、医師の意見をききます。

また、症状が急変したときも、受診しましょう。

「通いなさい」とすすめられたら

「できるだけ毎日通院して、リハビリをしなさい、電気を当てなさい」などとすすめられることがあります。そんなときはどうすればよいのでしょう？

これは、難しい問題ですが、やはり自分の意思をはっきり言ったほうがよいでしょう。

「私は、自分で体操で治したいと思います」「お風呂で楽になるのでそれでやってみます」などです。そして報告のために、次回の受診日を決めておきます。

よい医師であれば（88ページ参照）、こちらの言い分を受け止めてくれるはずです。それで信頼関係がくずれることはありません。

お金と時間の節約

あまり意味のない通院をくり返す必要はありません。お金と時間のむだです。しかし、自分なりの治療がうまくいっているかどうかは、医師にアドバイスをもらいましょう。

２つの理由

最初に痛みが現れたときは受診しますが、その後も、ときには病院へ行く必要があります。

1 正しい診断をつけてもらう

病気の治療でまず必要なのは、正しい診断をつけることです。誤った自己診断で自己治療を続ければとんだ結末にもなりかねません。腰痛といっても、いろいろな病気がありえます。X線など画像検査が必要な腰痛もあります。最初に痛みが現れたとき、まずは専門の整形外科医の診断を受けましょう。

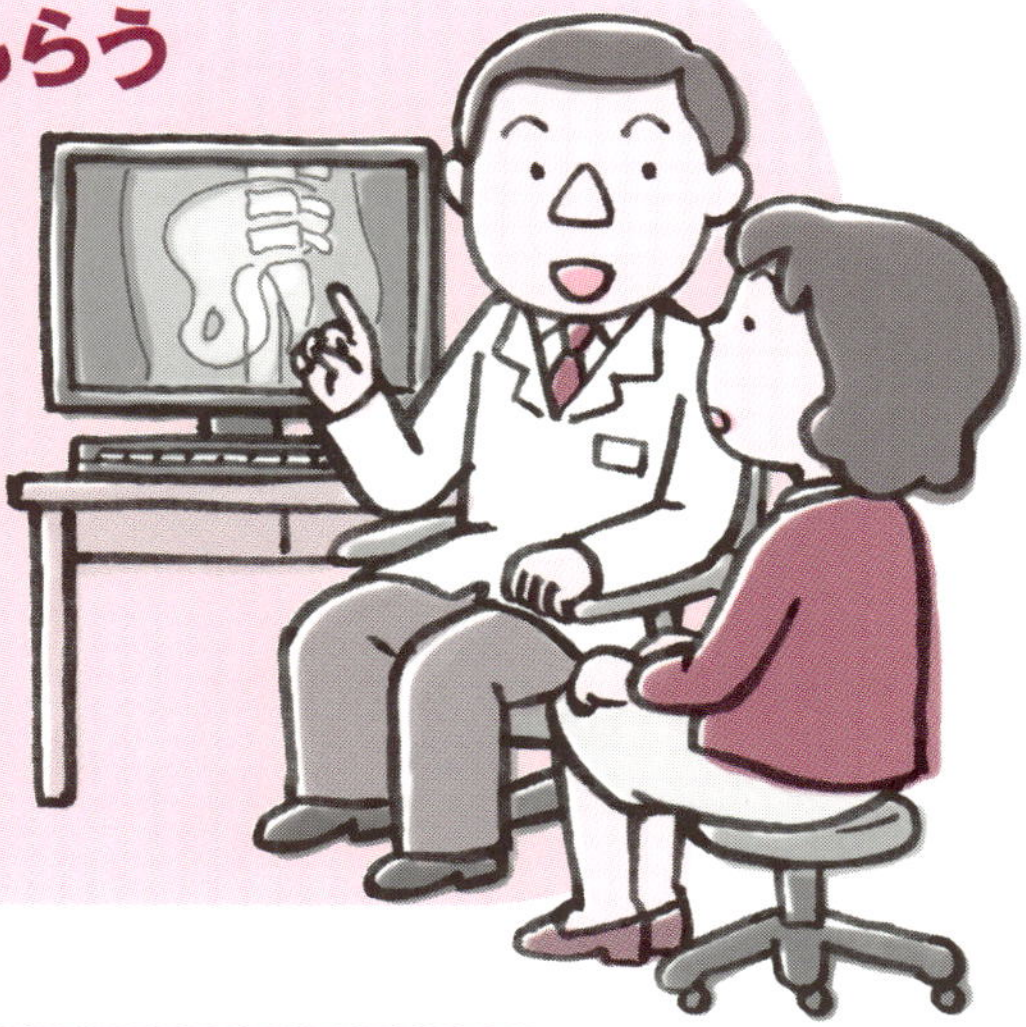

ていねいな問診や、X線をみるなどして、正しい診断をしてくれる専門医を受診しよう

2 症状の経過をチェックしてもらう

腰痛は、本書で述べた「ゆっくり体操」を継続していけば、通常、どんどんよくなっていきます。どんな体操をして、どんなふうによくなっていったか、その経過を報告してください。

しかし、場合によってはなかなか症状が改善していかない場合もありえます。普通の腰痛なら、「ゆっくり体操」をやると１ヵ月ほどでよくなるはずです。しかし、それでもよくならない場合はもう一度チェックしてもらう必要があります。

また、いったんよくなっても、１年後、２年後に再発する場合もあります。その際、最初ははっきりしなかった原因が表に出てきた可能性もありえます。医師にチェックしてもらいましょう。

COLUMN

よい医師を選ぶときの、注目ポイント

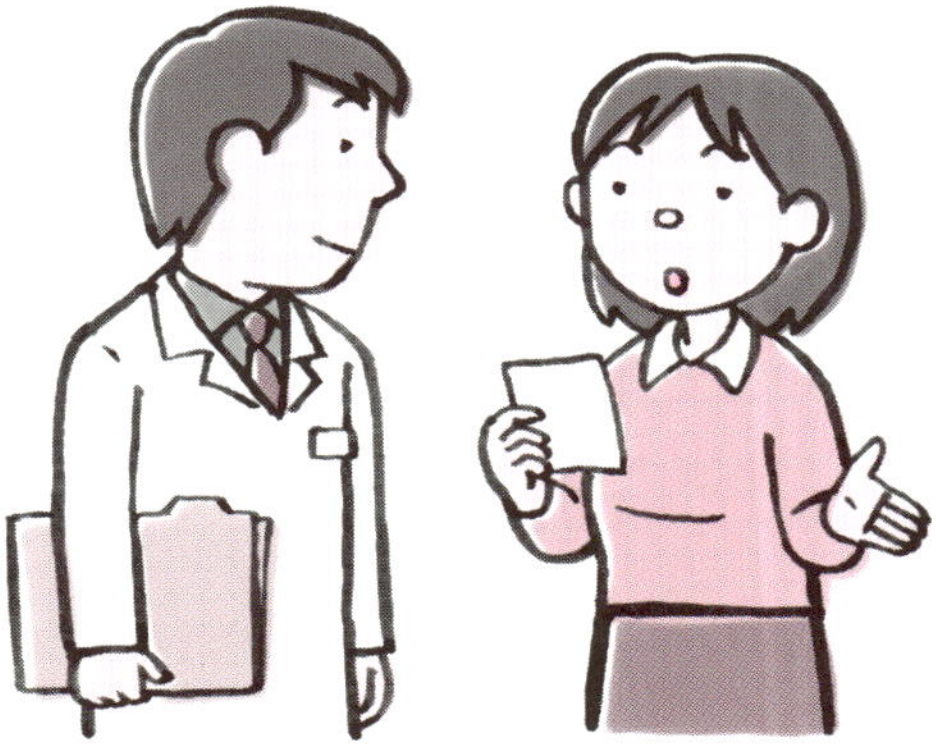

問診時に質問がスムーズにできるようメモを用意しておくなど、患者側にもできることはある

注目するポイントは三つある

よい医師とはどんな医師でしょうか？　私は次のような医師だと思います。

①こちらの話をよく聞いてくれる

自分の症状や、これまでの症状の経過、どんなときに痛むかなどのこちらの話をさえぎらないでじっくり聞いてくれる。

②痛い部分を触り、動かし、充分時間をかけて診察してくれる。下半身にしびれや痛みがあるときは、感覚や脚の力も調べてくれる

治療は「手当て」といわれるくらいですから、診察時には患部に手を当てて調べてくれなければ手当てにはならないでしょう。この診察を全くか、あるいはほとんどしないで、次のX線検査に進んでしまう医師は、経験が浅い医師か、身体所見を取る技術がない医師です。身体所見を取るには医学知識と技術と経験が必要です。これはよい医師とそうでない医師の差が大きく出るところです。

③診察後に、診断と治療法を詳しく話してくれる。こちらの疑問や質問には丁寧に説明してくれる

治療法や見込みなどを説明してくれる医師です。自分で自宅で治したいと言っても、怒らずに聞いてくれるでしょう。

もし、自分が満足できないような医師であれば、別の医師の診察を受けることも躊躇《ちゅうちょ》しなくてよいと思います。患者と医師は対等ですから、満足できない医師の診察をがまんする必要はありません。

5
再発させない生活を

一度腰痛を経験すると、
もうこんな痛みはいやだと思うでしょう。
再発させたくないなら、
活動的な生活をすることが
最良の方法です。
趣味のスポーツがあれば、
ぜひ続けてください。
ウォーキングもおすすめです。

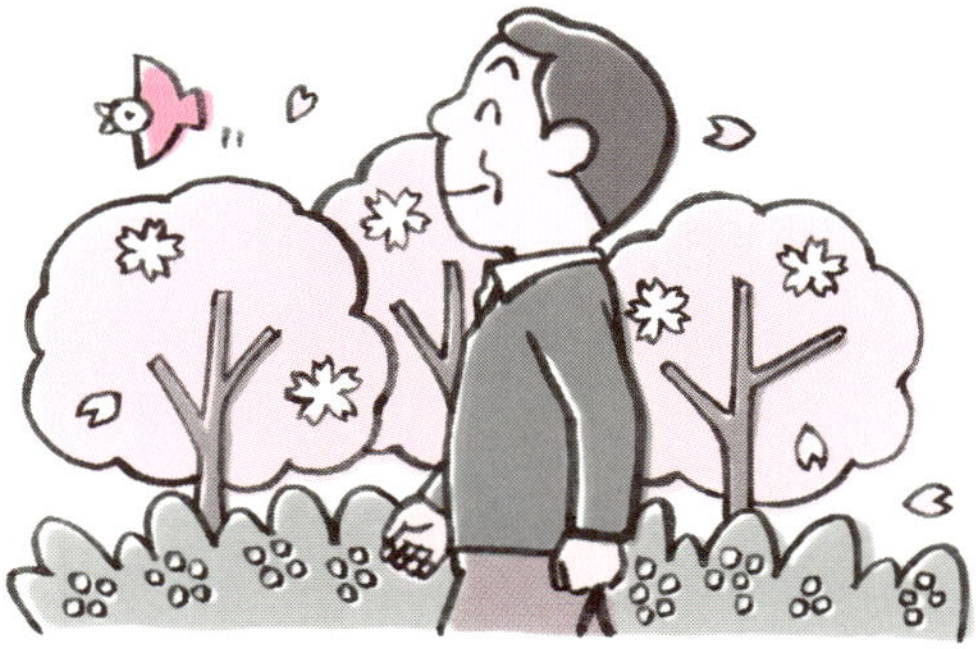

心がけ

積極的、活動的な生活を送ろう

不活発な、体を守るような生活はむしろ腰痛の原因をつくることになってしまいます。できるだけ活動的な生活をして、心身を丈夫に保つことが必要です。元気に動ける人生は自分でつくりましょう。

日常の活動プラスアルファを

日常的に通勤や家事をしているからと安心しないでください。高齢になるほど運動不足は深刻な問題です。日常の活動だけでは足りません。なにか体を動かすこと、運動をしましょう。

通勤

電車通勤なら、駅での移動には階段を使ったりできるが……

家事

便利な家電に頼らず、体を使ってそうじをするなどできるが……

なにか運動をプラスしよう

「通勤する、働く、家事をする、などの日常生活の活動以外に、よぶんになにかの運動を継続する必要がある」ということです。できれば脚を使うような運動をプラスするのがおすすめです。

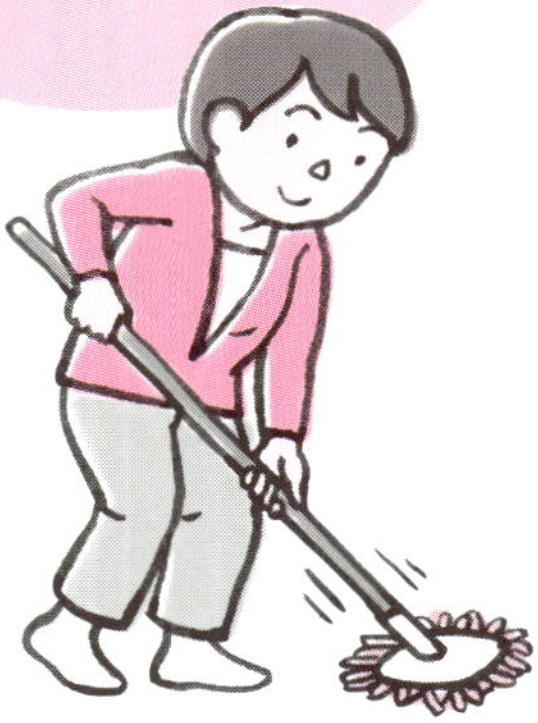

そうじはけっこう運動量があるが、それだけでは足りない

脚を使う生活は再発予防にも

腰痛から脱却できたら、積極的に体を動かす、特に、脚を使うように努めましょう。

再発防止のためだけではなく、今後の人生を考えても、心して、活動的な生活、定期的な運動を継続することが最後まで元気に動ける人生を用意します。

スポーツやウォーキングなどの運動はもちろんのこと、日常生活の活動以外に、展覧会に行ったり、観劇に行ったり、花見やハイキングなど積極的に脚を使う生活をしましょう。またそのような活動を通じて、新しい友人ができることにもなり、さらに活動と世界が広がることになります。

不活発な生活では

自分では不活発な生活だと思っていなくても、活動が減少していることがあります。むしろ意識的に活動していかないと、心身の衰えを招きかねません。

不活発

腰を大事にしようと静かな生活をするのは、心身を不活発にさせます。

衰え

筋肉
骨格
代謝
脳
気持ち
など

鍛えるには時間がかかっても、衰えるのは短期間のうち。取り戻すのは大変です。

病気を招く

腰痛
など

手当てと同様に再発防止も重要です。痛みが軽くなったら、ぜひ積極的な活動を開始してください。

将来、寝たきりに？

動かないと動けなくなります。

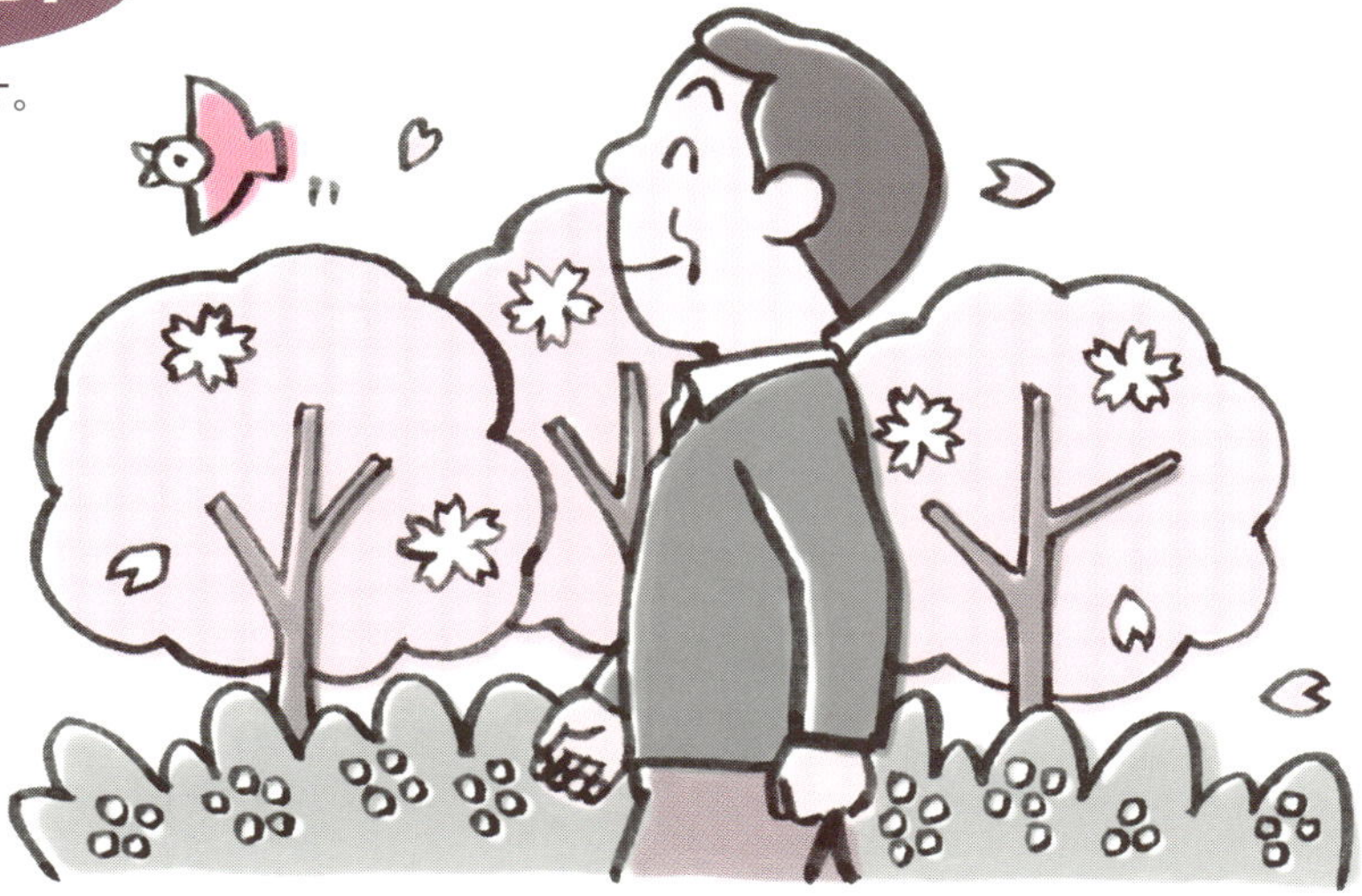

お花見などは、楽しみながら意外に歩いてしまうことで脚を使う結果になる

注意点

骨も筋肉も弱体化させないように

腰痛の再発予防のために活動的な生活が大事だとお話ししましたが、そもそも、運動をして体を動かすことは、骨や筋肉を弱くさせないためにも大事なのです。

筋肉の減少には四〇代から注意を

人間の体は四〇歳を過ぎると、普通の生活をしていても、筋肉、骨格系が坂を下るようにどんどん弱体化していきます。将来、寝たきりや要介護状態になる危険すらあります。

腰、そして全身を元気に丈夫に保つためには、心して体を使う、脚を使う、運動することを継続的に実行する必要があります。

筋肉や骨格系は内臓と違って、使えば（鍛錬すれば）そのぶんだけ強化されます。これは二〇代、三〇代の若い時代だけではなく、六〇代、七〇代の高齢期でも同様です。筋肉も骨も、今日から鍛えていきましょう。

要介護予備群のフレイルとは

フレイルとは、高齢になって体が弱るなどして介護が必要になる前の段階をいいます。ここで運動など適切な対応をしないと、介護が必要になってしまいます。

フレイルには左記の三つの要因がかかわるとされます。体の問題だけでなく、外に出て社会的なかかわりをもつことの大切さと、認知症や抑うつにならないなど精神的な要素の大切さがわかります。

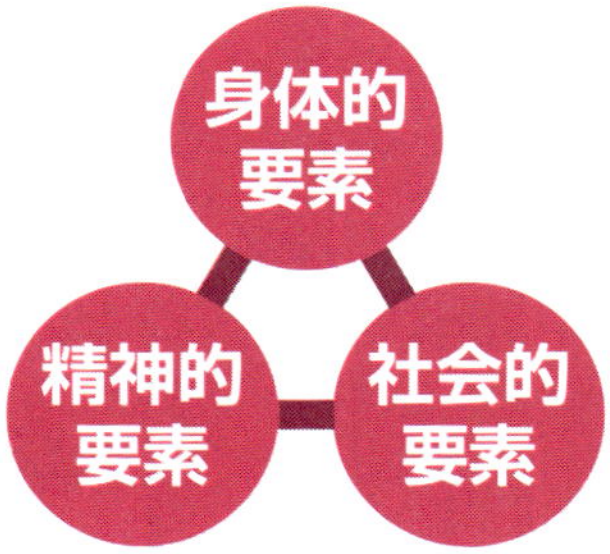

とりたい栄養

筋肉や骨格を丈夫に保つには、下記のような栄養が不足しないように、食事にも注意したいものです。

タンパク質

筋肉のもとになります。高齢になるほど不足しがちなので、肉や魚、大豆、卵、牛乳をとりましょう。

カルシウム

全年代で不足しています。骨粗しょう症の予防のためにも、大豆、小魚、牛乳などをとりましょう。

腰によくないこと

筋肉や骨を弱くさせるようなことと、腰に負担をかけるような姿勢は、腰痛の再発を招きます。

とじこもり

活動量が減ってしまいます。また、社会的なかかわりがなくなります。社会的な活動の低下は、体の衰えの目安になるといわれます。

安静

痛ければ、できるだけ痛くないように動かさないことは理解できます。しかし、静かな、用心した生活を続けることで、心も体も萎えてしまいます。

肥満

体を動かさなくなりがちです。また転倒しやすくなるのも問題です。肥満は万病のもとなので、運動で改善しましょう。

姿勢

腰の負担になるのは、姿勢がよすぎること。つまり反りすぎのために、背骨の自然なカーブがなくなってしまいます。また、同じ姿勢を続けることは、筋肉を固くします。

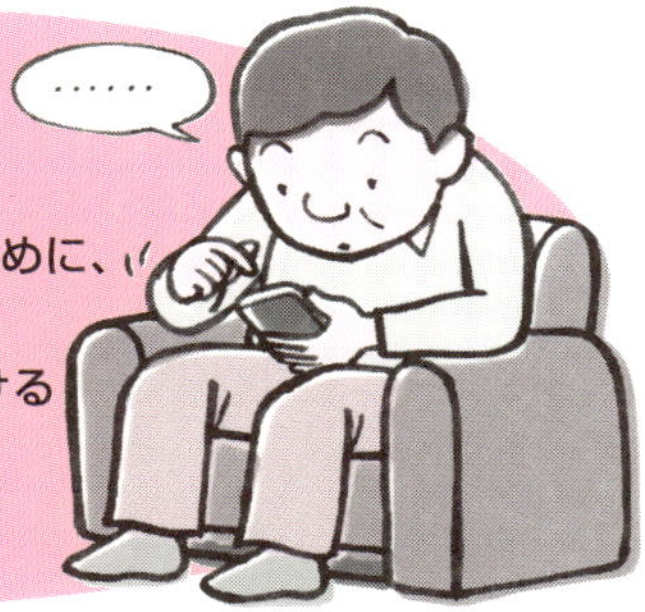

スマホに熱中しすぎて長時間体を動かさないと、背骨と周囲の筋肉が固まってしまう。首への負担も大きい

筋肉減少症 サルコペニア

自分ではそこそこ運動していると思っている人も、加齢や活動量の不足のために筋肉が落ちていることがあります。日常生活に影響が出るほどになるとサルコペニアとよばれます。

左記の「指輪っかテスト」でチェックしてみましょう。

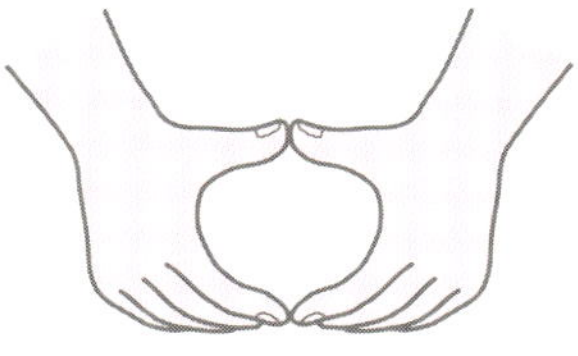

親指と人差し指で輪っかをつくる

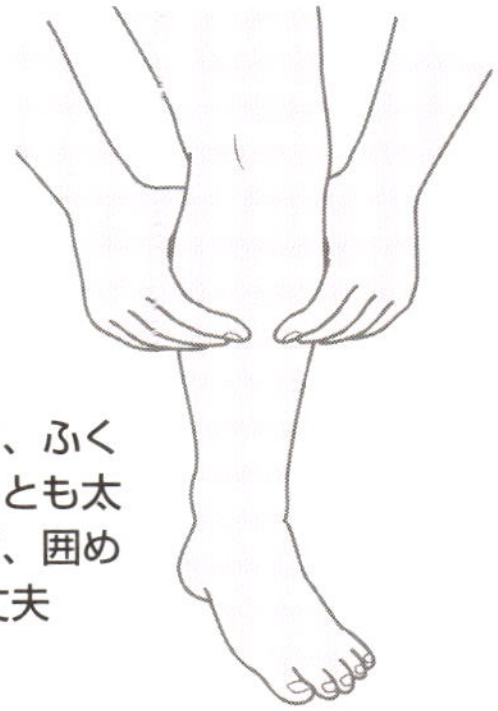

力を入れずに、ふくらはぎのもっとも太い部分にあて、囲めなければ大丈夫

東京大学高齢社会総合研究機構・飯島ほか

運動①

趣味の運動はぜひ続けたい

「ゆっくり体操」などの体操をおこなって体を動かせるようになってきたら、ほかの運動やスポーツも、腰痛には有効な治療法になります。以前やっていた運動があるなら、ぜひ続けてください。

楽しむことで心身が元気になる

中高年以降、定期的になんらかの運動を続けることは、高齢期になっても元気に生き、自分の脚で生活するためにぜひおこなわなければならないことです。

続けるためには、楽しくできることが大切です。

おすすめの運動

下記のような、さまざまな運動やスポーツは、楽しみながら足腰を強くする方法であり、おおいにおすすめします。自分の好みに応じて、少しずつやってみましょう。

自転車こぎ

体幹、下肢の筋肉を鍛え、有酸素能力を高める、腰痛にも有効で簡単なおすすめの運動。ポイントは低めのサドルの位置でやや前かがみになってこぐこと。1回20分以上、週に2回やれば効果がある。

ジョギング

ゆったりしたジョギングは腰痛に有効。初めから大きな歩幅で、スピードを出すジョギングは腰痛を悪化させる危険性がある。週2回、1回20分以上で。

プール運動

バタ足水泳がよい。泳げないなら水中歩行も腰痛に効果がある。音楽に合わせて水中で踊るアクアビクスも。トライしてみて、難しい動作は無理をしないこと。週に2回、1回45分くらいがおすすめ。

ダンス、踊り

社交ダンス、フラダンス、フォークダンス、日本舞踊、などは楽しく、腰痛に効果がある。できれば週2回、1回1時間くらいがよい。

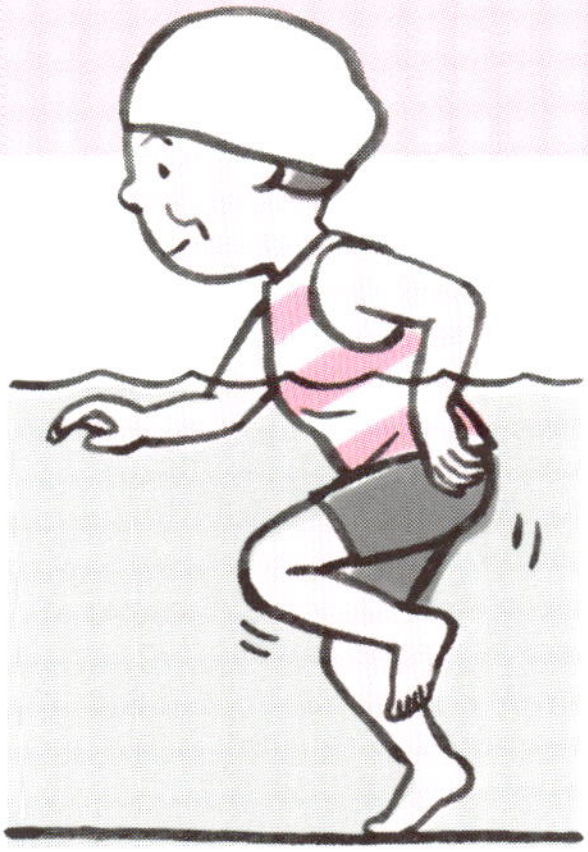

歩く場合は、少し上体を前へ傾けた「へっぴり腰」で

このほか、テニス、卓球は以前からやっていたのなら無理のない程度に続けてよい。ピラティス、ヨガ、気功は腰痛の治療や予防に効果がある

太極拳

下肢・体幹の筋力を維持し、よい姿勢を身につけさせる、腰痛にもよい運動。週2回くらいがよい。

リズム体操など

リズム体操など、音楽に合わせて体を動かすさまざまな体操もおすすめ。1回30分、週2回以上がよい。

エアロビクスダンス

音楽に合わせて体を動かす体操であるエアロビクスダンスも腰痛には有効。最初はできる動作のみおこない、高く足を上げたりする動作は避けよう。週2回、1回45分くらいがよい。エアロビクスダンスには、強、中、弱と強度ややり方がある。自分の症状と年齢に合わせて、強度とやり方を選ぼう。

空手、合気道、などの武道

これらの運動も、体幹、下肢の筋力を維持するので、腰痛にもよい。足を高く上げる蹴りや打撃など、腰椎に負担をかける動作は無理しないで。

自《じ》彊《きょう》術《じゅつ》

中国の武術から発展した健康法をわが国で大正時代に改変、発達した健康法。３１の動作（体操）からできているが、腰痛には医学的にも合理的ですすめられる。全身の筋力、柔軟性、そして精神の安定が得られる中高年者の健康法としてもよい。週２回以上おこないたい。

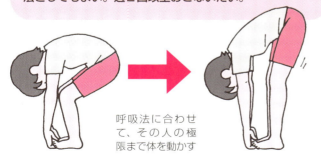

呼吸法に合わせて、その人の極限まで体を動かす

ジムトレーニング

スポーツジムでのマシーンを使った筋トレも腰痛にはよい。マシーントレーニングというとスポーツの専門家がおこなうトレーニングと思っている人もいるが、じつは、一般の人にも合った負荷で、誰にでも安全にできるよい筋トレの方法。現在では大勢の一般の中高年の方々が利用している。最初はインストラクターに「自分は腰痛がある」と言って、アドバイスを受けよう。1回45分、週2回くらいがよい。

ボクシング

試合としてのボクシングは過激なスポーツだが、打ち合いのない練習としてのボクシングは腰痛にはおすすめ。縄跳びなどのフットワーク、サンドバッグやパンチグローブを打つ練習など、体幹と下肢の筋力、持久力を向上させ、全身の血行をよくする。

ハイキング

野山を歩くハイキングもよい運動。しかし、重い荷物を背負うことは腰痛を引き起こすことになりかねないので注意。登山は、坂道、山道、リュックサックが負担になり、すすめられない。

運動②

これから始めるならウォーキング

以前なにも運動していなかった人は、ウォーキングを始めるのがおすすめです。運動としておこなうだけでなく、日常生活ではできるだけ歩くようにしましょう。

歩くことは、五つの条件にぴったり合う運動

日常的に運動を取り入れるなら、94～95ページで紹介したほかにも、さまざまな運動があります。なにかを始めるなら、次の五点に合うかどうかチェックしましょう。

①一人でもできる
②特別な道具を必要としない
③激しい（息がぜーぜーするような）運動ではなく、せいぜい、うっすら汗をかく程度
④長く継続できる
⑤リラックスできる

この五つの条件にぴったり合うのがウォーキングです。

ただし、腰痛がある人は動作や歩数にこだわらず、楽しく、自由に歩くことを重視しましょう。

１万歩を目指さない

運動としてウォーキングはよくすすめられ、「１万歩を」と言われることが多いようです。しかし、腰痛に悩む人は、そのような目標は不要です。

「～べき」はダメ

ウォーキングをやるべき、週に２回歩くべき、などと自分に厳しいルールを設けないでください。楽しく歩くことが続くコツです。

ノルマは決めない

一日何千歩などとノルマを決めずに、歩きましょう。下記の時間や回数も目安で、絶対やらないといけない目標値ではありません。

万歩計を持ってもよい

ノルマを決めないといっても、万歩計を持つのはかまいません。万歩計があれば、簡単に歩数（活動量）が把握できます。これは目標達成のためではなく、歩数がわかると励みになるからです。

疲れるほど歩かない

週２回、１回45分を歩けば充分です。疲れてしまっては本末転倒です。

健康ウォーキングはしない

歩き方は自由です。よく、下記のような「健康ウォーキング」をやろうとする人がいます。しかし、腰痛がある人には、むしろ危険な方法です。自分がいちばん楽な方法で歩いてください。自由に歩いても、歩くことは、自然に腹筋・背筋、下肢の筋肉を使い、全身の血行をよくするよい方法です。

○ 自分のペースで楽に歩ける歩き方

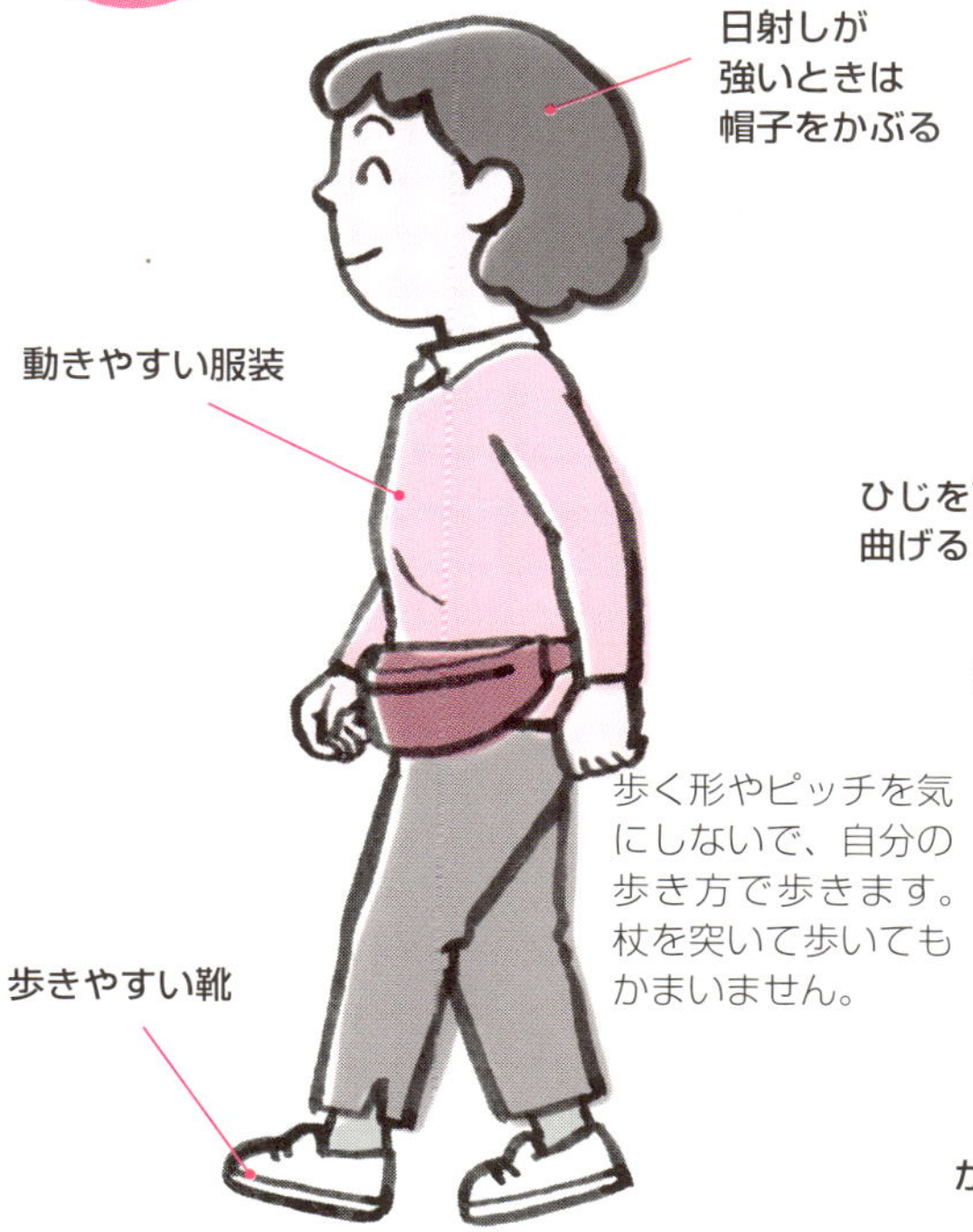
日射しが強いときは帽子をかぶる
動きやすい服装
歩きやすい靴
歩く形やピッチを気にしないで、自分の歩き方で歩きます。杖を突いて歩いてもかまいません。

健康ウォーキングとは ×

胸を張る
背筋を伸ばす
両手をよく振る
ひじを直角に曲げる
ピッチは速く
かかとから着地
なるべく歩幅を広く
無理して「健康ウォーキング」を実行すれば、腰痛が逆に悪化する危険性があります。

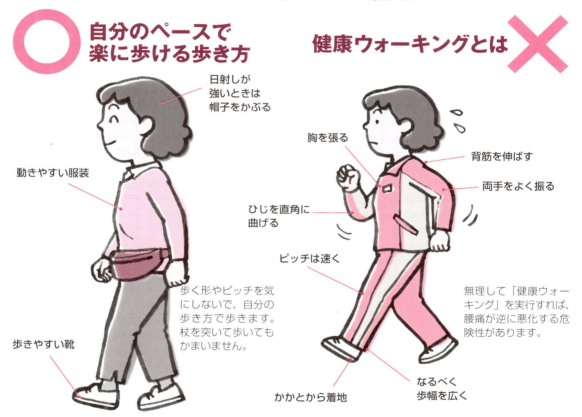

これだけは注意!

ストレッチングをしよう
歩きはじめる前と、帰ってきてから、脚のストレッチングをしておくと安心です。

水分をとろう
特に、熱中症の危険性がある日には、水分をしっかりとりましょう。

やってよい治療とやらないほうがよい治療

総まとめ

本書でお話ししてきた、腰痛のさまざまな治療法をまとめてみましょう。

やってもよい治療

・カイロ
・湿布などの外用薬
・一時的な内服薬
・バンド、コルセット
・マッサージ
・鍼

使い方に注意しながら。

やるべき治療

・ゆっくり体操
・ストレッチング
・腹筋などの体操
・入浴
・活動的な生活

続けることが大切です。

やってはいけない治療

・安静を続ける

かえって悪化させます。

やらなくてよい治療

・いわゆるリハビリ
・注射
・けん引
・薬を飲みつづける

危険性があったり、不要だったりします。

■著者プロフィール

黒澤 尚（くろさわ・ひさし）

1943年生まれ。順天堂大学医学部附属順天堂東京江東高齢者医療センター特任教授。1970年、東京大学医学部卒。東京大学医学部整形外科講師、東京逓信病院整形外科部長、順天堂大学医学部整形外科主任教授などを経て、現職。専門はひざの治療、スポーツ外傷、関節鏡手術、運動療法など。高校、大学時代にアメリカンフットボール部で活躍した経験から、スポーツに関心があり、オリンピック日本選手団のチームドクターを務めたこともある。著書には『変形性膝関節症』（共著、南江堂）、『ひざの痛みをとる本』『また立てる・また歩ける 寝たきりの人でもできる「足腰体操」』（ともに講談社）などがある。

健康ライブラリー イラスト版

「腰《こし》ほぐし」で腰《こし》の痛《いた》みがとれる

2018年1月30日 第1刷発行

著　者	黒澤　尚（くろさわ・ひさし）
発行者	鈴木　哲
発行所	株式会社講談社
	東京都文京区音羽二丁目12-21 郵便番号　112－8001 電話番号　編集　03-5395-3560 販売　03-5395-4415 業務　03-5395-3615
印刷所	凸版印刷株式会社
製本所	株式会社若林製本工場

N.D.C. 493　98p　21cm

ISBN978-4-06-259820-0

●編集協力　オフィス201
●カバーデザイン　松本 桂
●カバーイラスト　長谷川貴子
●本文デザイン　新谷雅宣
●本文イラスト　松本 剛　千田和幸